U0113634

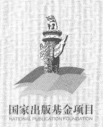

国家出版基金项目
NATIONAL PUBLICATION FOUNDATION

蒙医药经典著作系列

普济方集

阿格旺罗布桑丹必扎森 著

通辽市蒙医研究所 编译

内蒙古科学技术出版社

图书在版编目（CIP）数据

普济方集/阿格旺罗布桑丹必扎森著；通辽市蒙医研究所编译. — 赤峰：内蒙古科学技术出版社，2020.3
（蒙医药经典著作系列）
ISBN 978-7-5380-3200-0

Ⅰ.①普… Ⅱ.①阿… ②通… Ⅲ.①蒙医—验方—汇编 Ⅳ.①R291.2

中国版本图书馆CIP数据核字（2020）第033213号

普济方集

著　　者：阿格旺罗布桑丹必扎森
编　　译：通辽市蒙医研究所
责任编辑：张文娟
封面设计：王　洁
出版发行：内蒙古科学技术出版社
地　　址：赤峰市红山区哈达街南一段4号
网　　址：www.nm-kj.cn
邮购电话：0476-5888970
排　　版：赤峰市阿金奈图文制作有限责任公司
印　　刷：内蒙古爱信达教育印务有限责任公司
字　　数：120千
开　　本：880mm×1230mm　1/32
印　　张：4.875
版　　次：2020年3月第1版
印　　次：2020年5月第1次印刷
书　　号：ISBN 978-7-5380-3200-0
定　　价：22.00元

如出现印装质量问题，请与我社联系。电话：0476-5888926　5888917

编译委员会

主　编　译　张成柱

副主编译　包光华　刘建军　哈斯图雅　太　平

编　译　委　胡日查　齐春红　青　青

编译说明

《普济方集》一书是蒙医药古籍经典著作之一，原书由阿格旺罗布桑丹必扎森以藏文著成。锡林郭勒盟蒙医研究所承担内蒙古自治区蒙医药科研会议下达的藏译蒙课题，诺尔毗勒、索德巴二位名医任主审，孟根其其格编译，于1986年8月由内蒙古科学技术出版社出版发行。

通辽市蒙医研究所承担蒙译汉课题，根据上述蒙古文版进行汉译。原书由于受编写时期历史环境和文化背景的限制，一些内容带有旧时代封建迷信色彩，如念咒治病等。秉承坚持辩证唯物主义，服务当今的翻译理念，对这些内容未作翻译。

书中草乌、雄黄、巴豆、水银等毒性药材，均经过特殊方法炮制，减低或消除药材毒性。

有些体素和病症，例如赫依、协日、巴达干等，其含义未作详细介绍。这些，敬请参阅其他蒙医药典籍。

本书编译期间得到了著名蒙古族藏学家孛儿只斤·那木吉拉主任医师以及有关专家和同仁的细心指导和热心帮助，在此致以衷心的感谢。

由于译者水平有限，时间紧促，难免发生错误或不妥之处，请予指正。

目 录

第一章　赫依病的治法

赫依病之治,首先对零星杂症(扩散赫依)用上等肉豆蔻、木香、绵羊踝骨、干姜、小茴香配制汤剂令服。或者,骨头汤或肉汤中肉豆蔻、阿魏选其最适宜加味令服。

药用肉豆蔻、丁香、沉香、木香与红糖配制散剂,晨时用白酒送服,如甘露般见效也。

药用肉豆蔻、丁香、白豆蔻、草果、石膏、红花、沉香、苦参等,与蒜炭配制令服,可镇赫依热。

将沉香、肉豆蔻、丁香、白豆蔻、槟榔、广枣、木香、干姜、马钱子等与红糖配制散剂或丸剂选其一剂,黎明时刻用好酒送服,对心赫依、司命赫依病症立效也。

赫依病加重,在上述方剂稍加兔心、牛心、草乌,再加阿魏,如上述服法令服,亦可宁也。

药用肉豆蔻040、木香040、沉香050、广枣060、石膏030、木棉花030、白云香020配制《后续医典》[1]方剂阿嘎日-8,再加丁香、兔心、阿魏各050配制成扫日格顺-11[2],对肋间刺痛、前胸心区刺痛、神经紊乱、言语不清等赫依病,有效矣。又一方,药用槟榔、沉香、广枣、草乌、干姜、荜茇、胡椒、紫硇砂、当归、葶苈子,尽量加山羊或鹦鹉、秃鹫、野牦牛等动物心脏,用三骨肉汤或四骨肉汤送服,镇赫依刺痛,尤其对命脉赫依病佳也。

药用阿嘎日-8,加淖日布-7汤[3],略加旋覆花、丁香、兔心、黑云香、草乌芽等，对血赫依性抽搐、胸部不适、心热合并赫依、干咳作呕，粘、热、赫依三种刺痛，赫依性肾区及其周围疼痛等，疗效尤为佳也。

药用沉香、肉豆蔻、丁香、广枣、木香、旋覆花、阿魏各050或山羊心、牛心等配制散剂，用白酒送服，能祛重症赫依而引起的胸闷、气短、咳嗽。

三种阿嘎日④各030，白檀香030，紫檀香050，六良药⑤各010，三子⑥各030，土木香050，苦参040，珍珠杆030，山奈010，瞿麦025，地丁025，胡黄连030，黑云香、白云香各030，木香003，马钱子（未去毒）020，两种色日召莫⑦各040，木棉花025，麝香003，兔心010，草乌芽045，蓝刺头045，广枣030，石榴020，北沙参030，白糖等足剂量配制成阿嘎日-35制剂，对粘、热、赫依三者相冲，山川界之热，干咳，剧咳不止，关节风湿，佝偻病（阿瓦尔达），心热赫依并发等的疗效，被赞之。并且此剂无误，亦可治疗未确定之胸闷气短病症，医者曾亲眼见过矣。阿嘎日-15也宜。

心赫依加重，服用草乌油剂。特别是邪性加甚难以治愈时，药用足剂量冲-5⑧加山羊心、沉香、五灵脂，或以野牦牛心、阿魏、紫硇砂为主，再加肉豆蔻、丁香令服至药效足显。其后长期令服前述方剂扫日格顺-11或槟榔制剂加兔心，好也。

又一方，药用冲-5加肉豆蔻、兔心、阿魏、黑云香令服，疗效甚佳。

赫依病其寒性甚大，则内服肉豆蔻、红花、丁香、石膏、草果、白豆蔻、沉香、阿魏、紫硇砂、干姜、荜茇、胡椒、苦参、蒜炭、沉香、草乌、小茴香、白云香、辣椒、牛心、麝香、木香、兔心、当归、肉桂、红糖等配制方剂匝迪-25，疗效好。此剂谓之治疗一切赫依病，精神错乱，健忘症和赫依紊乱结于心脏等之上佳药物矣。

六良药、三热药⑨、三种盐⑩、苦参、沙蓬、蒜炭、兔心、阿魏、沉香、小茴香、辣椒、木香、两种苣胜⑪、麝香、肉桂等，与红糖配制方剂匝迪–25，其功效祛一切赫依血病。

治疗赫依血病的方剂：

赫依偏盛，则用玛努–4⑫加半份马钱子令服，仅服用2～3药勺，即可宁也。哮喘严重者，用火罐施治。

血偏盛，则用玛努–4加瞿麦、栀子令服，如甘露般见效也。

内服散剂阿嘎日–8、阿嘎日–15，选其适宜令服。阿嘎日–15是以三子加玛努–4和阿嘎日–8配制而成。此剂用白酒或开水送服。

阿嘎日–8是以沉香、广枣、肉豆蔻、白檀香、石膏、红花、北沙参、木香等配制而成。

或服阿嘎日–35，树立信心，安静调养，疗效佳也。

药用马钱子（带绒毛）、木香、沉香、石膏、红花、金色诃子、白云香，与白糖配制高吉拉–7制剂，对浊血散于胸部，胸闷气喘、呼吸困难，因疾重而胸满胀痛，由赫依而加重的病症等有良好的疗效。药用沉香、苦参、三子、广枣、木香、丁香、肉豆蔻、两种色日召莫、黑云香、蛇床子（可用莱菔子代替）、兔心、诃子、阿魏配制，根据病症寒热选其适宜药引子送服，对赫依血不调、心悸、头刺痛，浊血侵于肾脏，扩散型和紊乱型及对司命赫依、上行赫依等赫依疾病等疗效好矣。

药用川芎半份，加黄精、紫茉莉根、冬青叶、手掌参、白檀香、丁香、肉豆蔻配制，用骨头汤送服，可治普行赫依，下清赫依，尤其对下身赫依，具有药到病除之特效。

祛寒之色布如–25制剂，由石榴、六良药、三热药、白硇砂、光明盐、硝石、贝齿炭、阿魏、紫硇砂、胡椒、葫芦、土木香、地丁、三子、胡黄连、木香等组成。此剂以白糖做药引子，白开水送服，则治食不化、胃火力减退、胃肠道功能紊乱、胃痼疾等寒性疾病也。

马颅骨、人头顶发、烧开麻油等，火烧熏治，之后好酒与红糖调制令服，必催眠，达尔木·曼然巴如此明示矣。

注解

①《后续医典》：即《四部医典》后续本。

②扫日格顺-11：即顺气补心十一味制剂，其蒙古名称为阿敏·别日格其-11。

③淖日布-7汤：由诃子、川楝子、栀子、土木香、珍珠杆、苦参、山奈等七味组成。其蒙古名称为额日敦-7汤。

④三种阿嘎日：即白木香、沉香、降香。

⑤六良药：即肉豆蔻、丁香、白豆蔻、草果、石膏、红花。

⑥三子：即诃子、川楝子、栀子。

⑦两种色日召莫：即旋覆花、毛莲菜。

⑧冲-5：即嘎日迪五味制剂，《炭疽病的治法》章节中述有其方。现代方由诃子、麝香、制草乌、水菖蒲、木香等五味组成，其蒙古名称为嘎日迪-5。

⑨三热药：即干姜、荜茇、胡椒。

⑩三种盐：即白硇砂、光明盐、紫硇砂。

⑪两种苣胜：即黑白两种苣胜，黑者又称黑种草子。

⑫玛努-4：即四味土木香制剂，由土木香、珍珠杆、苦参、山奈组成，其蒙古名称为查干汤。

第二章　协日病的治法

轻度协日病，药用地丁、木鳖子、诃子、玫瑰花等配制汤剂令服。

又一方，药用苦参、地丁、诃子、麦冬、金腰子、玫瑰花配制汤剂，两个午时①用温开水送服数次，有特效矣。

药用木鳖子3份、诃子1份、玫瑰花15份配伍成日赫来·那木吉拉制剂，是对症协日病之奇效方也。再加干姜、绵羊头盖骨（骷颅骨）令服，对协日引起的头痛病，佳也。

协日病引起的头刺痛，药用诃子、金腰子、橐吾、大托叶云实、麦冬等配制令服，催吐后，两个午时令服玫瑰花、莲座虎耳草、木鳖子、诃子等细研散剂。如此能祛所有协日病症。

又一方，药用地丁、木鳖子、麦冬、木香、山苦荬、胡黄连、角茴香、黄柏，与白糖配制地格达-8制剂，可治协日热引起的眼、尿、肤体发黄症。或将金色诃子、五灵脂、木鳖子、红花、麦冬等与白糖配制，两个午时令服亦可。药用麦冬100、木鳖子080、龙胆花080、地丁、瞿麦、山苦荬、胡黄连、黄柏各050、角茴香040、金腰子050、牛黄080、红花070、止泻木子100配制。瘟疫性，加漏芦花100、角茴香010；血性，加瞿麦010、射干100；胃协日，加香青兰、五灵脂各100；肠道协日，加止泻木子100、拳参010、木通200等，对症分别加味令服，并且，上述病均加草乌叶200。

此方，称之为北方藏派加味泵嘎尔-13制剂。用温开水送服，可治一切热性协日病。药用金色诃子、石榴、栀子、止泻木子、木鳖子、白苣胜、玫瑰花、五灵脂、红花、木香、肉豆蔻等，与白糖配制色日道格–11，对协日痞病、眼黄症等佳也。

药用冰片、石膏、红花、胡黄连、地丁、瞿麦、麦冬、止泻木子、熊胆等，与四份白糖配制，两个午时令服，热协日盛如火也能清除。

药用五灵脂、六良药、紫檀香、白檀香、牛黄、沉香、木通、地丁、胡黄连、绿绒蒿、瞿麦、拳参、三子、甘草、木棉花蕊、木香、漏芦花、木鳖子等，配制成巴日格顺–25制剂，能治难以医治之协日病，协日新旧热，巴达干血扩散入肝肺，热扩散等症。

或者，药用嘎布日–25制剂令服。若协日聚集，则用色日布·达日②，以金腰子汤送服，清热施治七次，依病势使用，是清除一切协日热性病之奇效方剂也。

寒性协日病，药用前述日赫来·那木吉拉制剂加黑冰片、石榴配制黑色药剂清除，寒性协日病致眼黄尿黄，药用地格达–8加石榴、黑冰片令服。由石榴031、肉桂006、白豆蔻031、荜茇020、诃子014、光明盐020、木鳖子050、止泻木子005、熊胆010、黑冰片（焖煅）103，配制嘎日那格–10制剂③，治赫依协日并发、食不化、巴达干痞瘤等，对食不化合并协日病症，疗效甚佳也。

药用金色诃子122、石榴033、木鳖子014、五灵脂037、黑冰片（焖煅）103，配制方剂色布如–5，对胃肠赫依协日病，食不化、眼黄等症，疗效好矣。

药用石榴、冬青叶、白豆蔻、肉桂、荜茇、红花、金色诃子等配制，用白开水送服之后，黑冰片加石榴、肉桂、栀子、木鳖子，用白开水送服数日。

令服黑冰片060、土木香040、三子030、地丁、胡黄连各020、麝香、石膏、红花、牛黄各010配制忙奈·陈布制剂④，对食不化、宝日巴达干、协日病等有甘露般疗效也。

后期泻下清除余病，则用硼砂泻剂，或用京大戟、硼砂、木鳖子、诃子配制泻剂。将金色诃子其一放在十五的月光下，又一煎煮于母牛尿中，另一焖煅炮制，再取藜芦、狼毒、京大戟、制硼砂、木鳖子等，依次减量加味，研细后制成丸剂，用白开水送服，定能清泻体肤黄诸协日病。

寒症并发，药用黑冰片、光明盐、白豆蔻、荜茇、芡实与红糖配制，用文冠木煎汤送服，再与加味红花之色布如-5配合令服，特益也。

之后，药用五灵脂、大黄、朱砂、巴豆，等量配制，用绵羊骨髓制成小豆粒大小丸剂，结合病情令服5粒或7粒。

热协日病则用巴日格顺-9⑤；寒协日病则用嘎日那格-10，并据病情加其最适宜味剂令服，可镇协日病。

又一方，药用巴豆（制）030、蓖麻子030、肉桂005、酸模020、朱砂010，按剂量配制令服。

或用巴豆030、蓖麻子010、朱砂010、大黄100、木香030，按剂量配制令服。

缓泻剂：药用藏青果、大黄、制巴豆，等量配制也。

注解

①两个午时：指中午和午夜。

②色日布·达日：《白喉的治法》中有讲解。

③嘎日那格-10制剂：即十味消食制剂，其蒙古名称为哈日·嘎布日-10。

④忙奈·陈布制剂：即十二味哈日制剂，其蒙古名称为伊赫·哈日-12。

⑤巴日格顺-9：即九味五灵脂制剂，《肠刺痛的治法》章节中述有其方。现代用方由五灵脂、甘松、红花、白豆蔻、牛胆粉、麦冬、香青兰、诃子和拳参等九味组成，其蒙古名称为海鲁木勒-9。

第三章 巴达干病的治法

因巴达干病胃枯瘪、呃逆，先用干姜、光明盐（可用食盐代替）、荜茇、诃子等煎的汤令服数次，再用玛努-4煎煮陈石灰取汁，与光明盐、荜茇、干姜配制丸剂，结合病情晚间和上午白开水送服5粒或7粒，益也。

烈性炮制寒水石、金色诃子、鹫粪、冬青叶配伍制成汤剂，或用高良姜、荜茇、红糖配制，按上述用法令服较长一段时间。

药用石榴005，六良药各010，诃子（适量），三热药依次为001、006、005，肉桂008，硼砂008，炉甘石060，萝卜010，冬青叶016，寒水石200，与白糖配制方剂，称之为北方藏派德吉·尼耀莫丹制剂，黎明时刻，用黄酒或白开水选其适宜送服，可治食不化，合并或聚集巴达干及其并发协日病症。

石榴040，肉桂、白豆蔻、荜茇各010，高良姜030，再加析蓂子008，地格达005，胡黄连008，五灵脂005，瞿麦004，栀子005，红花004，漏芦花004，方海008，香青兰008，与花苜蓿005或与白糖015配制方剂棍丹·德吉德制剂，增强胃火力而增加食欲，食不化病、巴达干痞瘤、尿闭症等均能医治无遗。再者，令服《后续医典》方剂石榴和冬青叶制剂、万年灰制剂选其最适宜，辨证施治。

药用诃子、硼砂（小灰剂）、光明盐、荜茇、麦冬，等量配制，再加二份寒水石、羊粪粒大小硫黄，置坚固容器内，用泥密封后，炭火烧至硫黄味散尽时候取出细研与白糖配制，食不化病引起的巴达干淤积胃脘症，巴达干铁垢病，石头毒症，宝石毒症，巴达干协日病，宝日痞瘤等热、寒性胃病等，均可治也。

药用寒水石、石榴、白豆蔻、荜茇、土木香、红花与白糖配制方剂壮西-6，可治巴达干热、寒，呕吐酸水等症。此剂，连续几日晨时空服1药勺对巴达干淤积胃脘症、巴达干铁垢病、呕吐等症者，佳也。后将万年灰、鹭粪、三热药、石榴等，如上令服，可增加食欲，并将铁垢巴达干从食道排出。此时空腹喝白开水，食温食，可以恢复胃火力。

灰色巴达干引起的吞咽障碍，则用万年灰（寒水石灰）、藏盐、山奈、寒水石等配制成散剂用温开水送服，之后，若体力良好，药用硼砂030，上等巴豆004，面碱020，藜芦005（拇指许剂量），光明盐、荜茇、蛇肉、海螺炭（可用沙棘替）各003配制成散剂，用酸奶清汁浸泡调制成如水发黄豆粒大小丸剂，结合体力和病势令服7粒或9粒。将其前后处置与腹泻剂结合施治。

上述以硼砂为主味之加减妙药，对食不化、胃脘巴达干、铁垢巴达干或肝血侵于胃、胃肠胀满、浮肿、寒性痞瘤等疗效均佳。下泻后，进鱼肉饮食，在嗓窝、胃俞等穴位火灸施治。

吞咽障碍、呃逆等症，以会聚集聚病灶，祛除病根为主，首先用满·阿格·色乐朱尔制剂，再药用制寒水石、五热药[1]、热性草药类、四良药[2]、石榴、信筒子、木香、蛇床子半份与野牦牛鲜血或白开水选其适宜配制令服。有时泡热水澡引起的呕吐或腹泻，则药用囊吾、飞廉、大黄、藜芦、荜茇、光明盐等配制催吐剂，白开水送服后俯卧低头，用羽毛刺激咽喉吐之。

巴达干病症，除催吐更佳的疗法不曾有矣。催吐之后在命脉心穴咽喉、胃俞、四肢穴等穴位火灸。

寒水石、山奈、面碱、土木香、硼砂、沙棘等，能除吞咽障碍症。

肉豆蔻和其二倍剂量寒水石与白糖三味配伍细研，用导管置入咽喉，时间长一些为宜。其用法为上午1药匙。若有咳嗽，再加肺药。

咽喉阻塞或气憋不宁，药用面碱和水藻2份及其2倍剂量寒水石，与白糖细研，饭后用羽毛尖送至咽喉部以黄酒送服，再令服肺药迅离病症也。

又一方，药用石榴、沙棘、头发灰煎煮，与白糖、蜂蜜一同令服；或者未曾用过之泥器、旧砖块煎汤，加土木香、沙棘细粉，再加少许蜂蜜令服催吐施治。

或者药用硝石、山奈、土木香、面碱、石榴与沙棘膏配制，晨时空服。

调理患者饮食起居服用寒水石、山奈、土木香、面碱、硼砂等量配制的药散。

饮食方面，食温性营养的食物，并以不出汗为限散步，则能除巴达干寒症无遗。

烈性炮制之寒水石、鹫粪（各）2份，干姜、荜茇、紫硇砂、面碱各1份与红糖配制，用温开水送服，能祛除新旧消化不良症、吐酸水病、胃火减退、巴达干铁垢病、咽喉塞滞、寒性关节风湿病、巴达干消瘦症等巴达干诸症。

药用狐狸踝骨050、木香030、麝香010、朱砂050，按方配制令服，对咽喉阻塞有效也。

又一方，沙棘040、木香040、万年灰050、硝石040、硼砂040，用蜂蜜配制丸剂，久服则宜也。

松巴·班智达的大作《甘露点滴》中已明述奇效妙方秘诀矣。

注解

①五热药：即干姜、荜茇、黑胡椒、肉桂、辣椒五味。

②四良药：即肉豆蔻、丁香、白豆蔻、草果四味。

第四章　宝日病的治法

巴达干宝日是因血、协日、赫依、巴达干四素聚而成疾故治疗有难度矣。

宝日初期, 发病于胃时足剂量配制玛努-4汤①令服数次后加味红花之色布如-5加土木香、芜荽子、沙棘内服。

若呕出清水, 则用壮西-6加芜荽子、沙棘、白硇砂令服, 祥也。

吐黄色水, 则用止泻木子、地丁、甘草、芜荽子、草果、熊胆与白糖配制令服。

吐如紫草茸汁般水液, 药用红花、石膏、炉甘石、地丁、绿绒蒿、栀子、木通、黄柏皮与白糖配制令服。

吐黑色脓液或腐血, 则用石榴、茜草、芜荽子、白豆蔻、荜茇、柿子、甘草、熊胆等与蜂蜜配制令服。若热盛, 则按《医典》所述药用诃子、五灵脂、石膏、柿子、石榴、沙棘、荜茇、绿绒蒿、土木香、芜荽子等配制研细, 用白开水送服, 具有极佳之疗效也。

药用寒水石、六良药、木香、五灵脂、三子、三种特效药②、三种色布如③、柿子、地丁、木通、瞿麦、光明盐、山奈、绿绒蒿等与白糖配制方剂壮西-25, 是治初期清色巴达干、协日巴达干病和宝日病等诸症之总药也。

若热性大, 则加檀香、牛黄。

药用寒水石100、石榴100、白豆蔻050、荜茇050、土木香030、芜荽子040、绿绒蒿040、香青兰030、柿子080、沙棘001、栀子070、瞿麦040、诃子040、木鳖子050、止泻木子030、麦冬070、牛黄050、地丁050、木香080、紫檀香080、五灵脂100等配制优乐来·那木吉制剂，对聚合症、宝日类宜也。

药用西红花050，诃子、川楝子、栀子各030，土木香020，川木香010，印度獐牙菜020，胡黄连020，吉勒泽015，麦冬020，芜荽子015，角茴香030，紫菀花030，芹叶铁线莲020，木鳖子300，贯众020，猪血080，乌奴龙胆015，绿绒蒿020，瞿麦020，香青兰010，五灵脂020，白豆蔻、石榴、柿子各015等配制方剂汤钦-25制剂令服，益也。

聚合性宝日成宿疾，则用如医学典籍所示乳香令服，再用土木香、芜荽子、沙棘煎汤至浓稠久服可祛病。色乐朱尔、达西勒·尼耀古制剂等也有疗效。

药用炉甘石、五灵脂、诃子、瞿麦、寒水石、土木香、芜荽子、丹参、沙棘与白糖配制方剂道朱尔制剂，可清除宝日热。此方是《医典》所述妙方也。

肝胃区刺痛难受，药用如达-6[④]，再加土木香、芜荽子、沙棘、山奈、鹭粪、信筒子、香青兰，与白糖配制令服。此方称之为宝日中期药方之王，对并发症、聚合症，如天降甘露焉。

吐血、便血，则用《医典》所述牛黄、红花、绿绒蒿、木通、地丁、五灵脂、木香、瞿麦、木鳖子，与白糖配制方剂给旺-9加土木香、芜荽子、沙棘、香青兰令服，此为北方藏派医者之用药方剂也。

热甚，且令服其他方剂仍不见效，则服珍宝凉剂。

药用西红花、熊胆、豌豆花、紫檀香、朱砂、木鳖子、地锦草、石斛配制方剂古日古木-8，用白开水送服，是治诸失血止血神奇妙药也。还有，下泻施治或根据病情在左右短翅脉（短角脉）、六合脉中选取适宜穴位施疗法。

宝日寒偏盛，则用色布如-4加三种特效药令服。或用如达-6等，结合《医典》所述调配令服。

《医典》方剂色布如-4，等量加黑冰片、木鳖子、金色诃子、玫瑰花，研细配制巴德玛·达布吉得，辨其寒热药引子送服，对宝日各期病、食不化病、新旧病症、巴达干协日、胃疫症、诸并发症、聚合症等，疗效好矣。

石王寒水石、药王诃子、特殊药效三味制剂，称之为杜尔兹-3，此方不仅有效于一般病症，对巴达干血扩散于胸部，巴达干血侵于下身，巴达干与寒、热相搏等症亦是上佳方剂也。

香青兰花1份，吉勒泽、漏芦花各半份，称之为三味香青兰制剂或三味草精华药。此方治疗巴达干血扩散或下注至其他脏器，血凝等具有良好的疗效也。此方加寒水石、诃子、五灵脂、土木香、木香、麦冬、牛黄之制剂，能无遗清除热性偏大的宝日病。若再加肉桂、白硇砂，对妇科血症扩散，亦有良好之疗效也。

注解

①玛努-4汤：即玛努-4。

②三种特效药：即土木香、芫荽子和沙棘三味。

③三种色布如：即石榴、荜茇、干姜三味。

④如达-6：即六味木香制剂，《痉挛症的治法》章节中述有其方。

第五章　食不化病的治法

治任何一种食不化病，首先水煎光明盐令服，或服扎木萨–4汤①数次后，药用寒水石110，面碱027，山奈026，诃子029，大黄054，土木香011配制方剂西吉德–6令服矣。

或者色布如–4、色布如–5加如达–6等，选其最适方剂辨证施治之。

又一方，药用石榴、肉桂、白豆蔻、干姜、荜茇、光明盐、芹叶铁线莲、信筒子等配制方剂嘎古德–9，是食不化病的对治药矣。

鹫粪、诃子、烈性炮制之寒水石制剂，不仅治食不化病，还能根除痞瘤病。

寒性病总治疗药：药用石榴、三热药、阿魏、寒水石、六良药、诃子、毛茛、石龙芮、芹叶铁线莲、辣椒、冬青叶、肉桂、大黄、炉甘石、萝卜、硼砂、槟榔、三种草子②、三种盐、沉香、三肖夏③、狼胃、鹫粪、芒硝、木香、土木香、黄精、玉竹、天门冬、藏盐、鱼骨炭、蒜炭、紫茉莉、黑云香、姜黄、蒛蕡子、五灵脂、芒那格（黑冰片或黑胡椒）、方海、北沙参、寒水石（烈性炮制）、山奈、硝石、小茴香、沉香、松节、万年灰等与红糖配制，晚上或清晨用好酒、骨头汤、白开水等送服，是治食不化病、寒性诸症之烈性热药也。

若需泻下，则用色日布·达日泻剂清泻施治，起居以温暖为宜。

注解

①扎木萨-4汤：即四味光明盐汤剂，由光明盐、干姜、诃子和荜茇四味组成，其蒙古名称为毛勒日·达布斯-4汤。

②三种草子：即芒果核、蒲桃子、大托叶云实三味。

③三肖夏：即广枣、刀豆、黎豆三味。

第六章　痞块症的治法

药用烈性炮制之寒水石、万年灰、鹫粪为主，以荜茇、沙棘、紫茉莉、硼砂、贝齿灰、木香等配制痞块症总治药剂，若偏热，用白糖做引；若偏寒，以红糖做引送服，对痞块症疗效佳也。

又一剂，寒水石其大、中、小三种泻剂，视症施治也。

偏热，则用万年灰、金色诃子、硼砂、贝齿灰、六良药、蛇肉、光明盐、沙棘等与白糖配制，晚间时刻用温白开水送服，疗效好。

药用鹫粪、黑冰片、烈性炮制之寒水石、人中黄、芒硝、马蹄等，细研，用白开水送服，能镇除热性痞块症。热性痞块症患于内部，将寒水石、木鳖子、五灵脂、止泻木子、三凉药①、木香、贝齿灰、地丁、诃子、荜茇、硼砂、雄黄、胡黄连、冬青叶灰等配制令服破痞。

痞块症患于间层，药用寒水石（碳火煅透藏酒淬制）、贝齿灰、六良药、地丁、诃子、檀香、绿绒蒿、麦冬、木鳖子、荜茇、木香、硼砂、光明盐、枯骨（马蹄、兽骨、野牦牛角等）配制破痞。

上述二种痞块有明显的破碎症状时，则施放血、泻下、水浴等疗法。

痞块症患于外表且已化脓，则不必治疗；未化脓，则用药施治除痞，并用温银针治疗，将其痞患部位按《其哈（粘痈）病的治法》章节，切断病灶之腐烂。

寒性痞块，药用寒水石（烈性炮制）、万年灰、贝齿灰、面碱、荜茇、芒硝、黑胡椒、石榴、冬青叶、干姜、白豆蔻、信筒子、光明盐、紫硇砂（微量）与白蔗糖配制，根据病情空腹或晚上适时令服。

妇科血痞块症，先服沙棘汤剂数次之后，再用煅盐制剂[②]或嘎日布-6[③]加光明盐、蛇肉、赤瓟子、芒硝、荜芨配伍，温开水送服，宁也。

或服《后续医典》三剂丸，破痞块症也。食用鱼肉或蛇肉等能破痞块症之食物。

寒性疾病总治要略：初期，治胃内食不化，须服扎木萨-4汤或嘎日布-6制剂。其后，色布如制剂、寒水石制剂或如达-6等，视其病症选其适宜，辨证用之。

注解

①三凉药：即石膏、红花、牛黄三味。

②煅盐制剂：即药用大青盐（煅）、黄矾（制）、皂矾（制）、寒水石（酒制）、贝齿灰、碱花（制）、芒硝、沙棘、木香、火硝、诃子十一味配制散剂。

③嘎日布-6：即六白制剂，由碱面（制）、寒水石（煅）、光明盐、土木香、山柰、雕粪、硼砂（制）六味组成。（译者注：此方原方即含七味，为尊重原书，这里不擅做修改。）

第七章　肿胀病的治法

无误确诊浮肿病,首先令服当玛·乃卓格制剂①。偏寒,则用色布如–4加高良姜配制令服。

又一方,药用色布如–5加达力制剂令服,疗效好矣。浮肿病多并发于肺病,因此药用棍布日木–7②加冬青叶、铁屑、方海配制令服很有效也。若无疗效反成水肿则适其寒和热,药用色布如–5加铁屑、白云香、方海、冬葵果、海金沙等配制令服,可治浮肿、水肿等症。如此仍不见效并变难愈之水肿,则用青灰色公羊胡须和角燎烟熏治,可治水肿,驱其病魔。还有,细施心理疗法,佳也。

胃、胸下、面部、口、眼睑等发肿或水穴、第十六腰椎等部位水肿,手指摁下留凹痕时,即服栀子单味汤剂数次,再用甘草、芫荽子、冬葵果、宽苞棘豆、野凤仙花、栀子等配制令服。名医贤者将此剂称之为阿拜–6汤也。

此剂具有宁顺尿路,将其转变为寒性水肿之功效也。

或者,药用巴日格顺–9,减去其中熊胆一味,加冬葵果、方海、野凤仙花、海金沙、栀子等五份配制研细,两个午时令服。如此,热症仍不退,则用中性制剂和竹岗·德吉德制剂③加栀子、方海、冬葵果、香青兰、海金沙、冬青叶、黄柏等,以微量红糖做药引子,白开水送服。

如此仍不消肿,则用上述药方加铁屑、蒺藜配制令服,从尿道利出。

偏热，则用当玛·乃卓格制剂加石膏和上等栀子等量配制令服。此剂具有不失胃火力而将水从尿道下排之功效，因此久服此剂，佳也。

又一剂，对偏热者，也可将巴日格顺–7[④]与栀子、海金沙、冬葵果等利尿制剂配合令服。

药用西红花002、绿绒蒿013、香青兰006、木鳖子008、麦冬014、瞿麦015、栀子019等配制方剂宝勒曼–7，水肿水呈绿则荜茇、沉香；黄则吉勒泽、止泻木子；白则木香、冬青叶；扩散于皮肉间则冬葵果、芫荽子，分别加味令服。如此可通水路，则令水肿之热转寒也。

寒热并存，则用棍布日木–7加栀子、海金沙、冬葵果、冬青叶、铁屑、方海、牛黄配制令服，或服与白糖配制方剂给旺–9，起效也。

又一剂，药用《后续医典》方剂德吉得·冲·敖制剂，加最适宜利尿药治之。

寒性赫依偏大，药用加味高良姜之色布如–5，再加冬青叶、白豆蔻、蒺藜、栀子、冬葵果、方海等配伍，用酒送服。或用石榴、白豆蔻、荜茇、铁屑、白云香、决明子、苘麻子、冬葵果、方海等与红糖配制，用蒺藜酒剂送服。陈旧性寒性水肿，则用色布如–4加冬青叶、蒺藜、方海、西藏点地梅、蜗牛壳等，与少许白硇砂配制，用红糖酒剂送服，具有消肿之功效也。

达力–6与紫菀花、白硇砂、黄柏、白云香、铁屑配伍，用母牛尿送服，亦有消水肿之功效也。

药用草乌040，诃子057，木香040，石菖蒲040，麝香010，川楝子020，栀子020，水银010，黑云香、斑蝥、阿魏、硫黄、海金沙、拳参、冬青叶、六良药、信筒子各020，孔雀羽毛炭、白云香、苘麻子、决明子各010，白硇砂、贝齿灰、辣椒、鹿角灰、珍珠杆、紫硇砂各080配制细研，用三甜⑤水制成如鼠粪粒大小丸剂桑楚-35是寒性并发肿胀、黄水、浮肿、水肿等症威如大海，亦能将其干涸之天火也。

还有，有些不纳药之病症，将丁香细研，用半碗好酒送服，可从尿道排出。

药用丁香或莱菔子任一味，取装满鸡蛋壳之剂量细研，放入陈酸奶（平则用犏牛乳，热则牛乳、山羊乳，寒则牦牛乳、绵羊乳）中密闭三天，使患者饥饿时，先令服一捧，后逐渐加量，定能消水肿类病症。

水肿消后的调理体素和消除、利尿等治疗内容，见其他医著知晓。水肿多为寒热并存，开始消热之后令服栀子、芫荽子、冬葵果配伍汤剂。接着药用德吉德制剂大、中、小剂，结合病情选其适宜令服。

或用冬葵果、木鳖子、方海、冬青叶与少量紫菀花配制上佳药剂令服。

若偏寒，则药用加味红花之色布如-5加上述方剂令服。若肺病并发，药用棍布日木-7加上述方剂，紫菀花换为香青兰、铁屑令服，是绝妙之秘诀也。

药用黄连100，宽苞棘豆080，沙蓬060，西藏点地梅080，杜仲060，再加三岁驴血、贝齿灰、海螺、陈鹿角灰、海金沙、白硇砂、冬葵果、芫荽子等，用栀子汤剂或塔黄汤剂或用沙柳煎汤、黄母牛热尿或骆驼奶等选其任一送服，下泻和干燥一同施治也。

塔黄090，宽苞棘豆030，西康黄芪、香青兰、绿绒蒿各040，冬葵果050，红花040，栀子030，方海050，海金沙050，蒺藜030，蜗牛壳044，芫荽子040，石榴030，荜茇010，大托叶云实030，白豆蔻

030，铁屑070，石膏040，甘草030，北沙参040，野凤仙花030，西藏点地梅010，白云香020，水之秘药（莪吉秀尔、沙蓬）等配制方剂础麻兹-25制剂，可治水肿、寒热并发聚合型等一切水肿病，从尿道排出无遗。

或者令服母牛五种油剂、巴斯木油剂、母牛尿浸膏剂等。

借机再讲水土不服，则用石榴、肉桂、白豆蔻、荜芨、红花、木香、丁香、沉香、肉豆蔻、葡萄干、石膏、广枣、甘草、拳参、冬青叶、方海等配制方剂达力-16，对食不化、痧症、胸腹胀、慢性胸肺病、巴达干赫依、寒热相交、头晕、咳嗽暗哑、浮肿、水土不服而患病等立见成效，医者曾以身试药也。

此类神奇秒方诸多而书写不尽之，请阅达日木·满然巴之大作《满·阿各·嘎日吉玛》。

注解

①当玛·乃卓格制剂：即五味清浊制剂，由石榴、红花、豆蔻、肉桂、荜芨五味组成，其蒙古名称为通拉嘎-5。

②棍布日木-7：即七味葡萄制剂，由白葡萄干、石膏、红花、甘草、香附、肉桂和石榴等七味组成，其蒙古名称为乌朱木-7。

③竹岗·德吉德制剂：即十一味石膏制剂。

④巴日格顺-7：七味五灵脂制剂。

⑤三甜：即冰糖、红糖和蜂蜜。

第八章 热病的治法

热病以脉诊、尿诊确诊后可令服成熟汤剂。然而，若巴达干偏盛，则用玛努-4汤；赫依并发，则用苦参独味汤剂；协日偏盛，则用玛努-4汤加三子汤剂[①]配制方剂淖日布-7汤，如此能同时促使热病成熟、收敛、灭热邪焉。

或令服土木香100、苦参100、珍珠杆200，若需滋补，内服黑蕊虎耳草。

巴达干赫依偏盛，则略加干姜；血协日偏盛，则加三子汤；热病合并赫依，则上述汤剂再加木鳖子，在两个午时令服，促使成熟其热症，如此亦可分其清浊也。

热势显弱，则合用清协日之古日古木-7[②]和腾苏-9等，好矣。

热势甚大，则用《后续医典》方剂草布-8[③]加麝香、黑云香配制令服。

粘、协日盛，则服草布-8和冲-5为佳；若疫热甚盛，加齿缘草、木鳖子、拳参、角茴香、诃子配制，两个午时用凉开水送服。

热势难退者也可内服此剂。

若粘并发，用满色日（满色日·其木）制剂大、小方剂选其适宜令服为佳。

满色日·其木制剂：檀香020、牛黄030、红花013、石膏030、五灵脂038、麝香009、黑云香008、草乌叶030、多叶棘豆040，若宁加藁本，若清加狼毒等，配制令服。

此剂,可治热疫,目黄症、麻疹、天花、白喉、炭疽、粘热、血协日侵于脉道等病症也。

药用草乌、刺柏叶、麝香、黑云香、多叶棘豆、藁本、雄黄、兔心、石菖蒲、诃子等配制之君方,是无遗漏地镇压脑病、头刺痛、白喉、脊髓病、后仰症、脏器刺痛、肠腑刺痛等疫病之金刚也。

用药清热,若赫依盛,则用清赫依热之古日古木-7④或黑冰片制剂令服好矣。

苦参、蒜炭、六良药、沉香、广枣等配制散剂,晚上或早晨适宜时刻,用酒或加黄酒煎煮之水送服,能根除赫依热。

尿热减退十日或十三日后,应逐加犏牛奶酪、黄酒、野兽或鲜野牦牛肉适量食用之。

注解

①三子汤剂:即三子散,由诃子、川楝子、栀子三味组成,其蒙古名称为沙日汤。

②清协日之古日古木-7:即七味大臣红花制剂,由红花、竺黄、牛黄、地丁、止泻木子、麦冬、木鳖子(制)七味组成。

③草布-8:即八味清热制剂,由牛黄、白檀香、天竺黄、红花、地格达、瞿麦、胡黄连、麦冬组成,其蒙古名称为额日赫木-8。

④清赫依热之古日古木-7:即七味赫依热红花制剂,由沉香、竺黄、红花、丁香、肉豆蔻、蒜炭、安息香等剂量配制而成。

第九章　增盛热的治法

增盛热,药用漏芦花、草乌花、角茴香、吉勒泽、胡黄连、山苦荬、多叶棘豆、囊距翠雀花、旋覆花、丹参、白屈菜等配制敖满–11制剂令服,疗效佳矣。

第十章　空虚热的治法

空虚热，药用小茴香、肉豆蔻、石膏、红花、木香、白云香、蒜炭、兔心、苦参、珍珠杆、广枣等细研，用骨头汤送服好矣。

第十一章　隐伏热的治法

隐伏热,药用牛黄、红花、白檀香、三子、木通、绿绒蒿、瞿麦、麦冬、冰片、苦参、地丁等配制令服。

然而,热证潜伏于心脏则木香、沉香、白云香;潜伏于胃,木鳖子、五灵脂;潜伏于肾,五灵脂、麝香,分别加味令服为宜也。

第十二章　陈热的治法

若患热不到一年或一个月，先用三子、苦参、莲座虎耳草配伍煎汤令服。

药用漏芦花、胡黄连、地丁、牛黄、草乌叶配制散剂令服，或服德吉德制剂。如不消，可施用泻剂。泻剂：尖嘴诃子9枚，川楝子3枚，栀子5枚，大黄拇指大小剂量，藜芦、白云香取大黄剂量的一半，母牛尿中煎煮成泻剂用之。

《后续医典》方剂嘎布日–25：六良药、沉香、白檀香、紫檀香、绿绒蒿、两种格萨尔①、木香、白苣胜、木通、肉桂、穿山甲、石斛、缬草、石花、花苜蓿等，热则三子，寒则三热药，分别加味，与6份白糖配制而成。此剂，根治脏腑热，肌肤热，脉道热，骨热以及扩散热，骚疫，新旧毒热，痛风，风湿，丹毒，胸腔积液、体内有脓等热病。尤其使扩散之陈热从下引出矣。

若赫依并发，则用三热药，以淡酒或白酒送服，无赫依则两个午时用白开水送服。

预后，母牛尿泻剂和地丁油剂等，按《医典》所述施治，将病根彻底清除之。

注解

①两种格萨尔：即木棉花之瓣和蕊。

第十三章　浊热的治法

浊热，药用由三子、两种檀香^①、五灵脂、白云香、三凉药、荜茇、茼麻子等与水银配制方剂尼耀古–13令服。

注解
①两种檀香：即白檀香和紫檀香。

第十四章　扩散热的治法

扩散热，先用茜草、枇杷叶、诃子、瞿麦、栀子配伍汤剂令服。浊血下注，则用硼砂、银朱、藜芦、吉勒泽、藏青果等配制泻剂令服，且用茜草煎汤做药引为祥也。

疼痛聚合，则取所扩散穴位针刺放血施治。

药用两种檀香、三种"最"①、瞿麦、漏芦花、栀子配制散剂，用水或黄酒选其适宜送服。

或用冰片、两种檀香、木通、牛黄、红花、绿绒蒿、熊胆（狐肺）、拳参、胡黄连、三红药（紫草茸、茜草和紫草）、三子、地丁、角茴香等配制令服，如甘露般见效也。

注解

①三种"最"：又称三红药，即紫草茸、茜草、枇杷叶三味，亦指紫草茸、茜草和紫草三味。

第十五章　骚热的治法

骚热，药用苦参、诃子、茜草汤剂，根据病情令服3次、5次或7次后，若病势仍甚大，则用五味特效泻剂下泻施治；若病势小，则令服哈拉杰达布泻剂[①]。

刺痛不消，再次下泻施治，必要也。

咳嗽不止，且痰黏不易出，则服草布-8或赞丹-8[②]、德吉得·钦慕等对症方剂。药用漏芦花、木通、胡黄连、三子、石膏、土木香、北沙参、拳参等配制成如劳·棍斯勒制剂，是治陈旧性伤风感冒、肺病后遗症、浮肿、痰多、呼吸困难等之殊佳药方也。

还有，称之如哈如·棍斯勒的制剂是用寒水石040，紫草010，胡黄连、瞿麦、牛黄、石膏各005，栀子与上述药味之合剂量配制而成。此剂，可治血骚病。应放血施治，但不得放血之病症，比此剂更好的方法还未曾有矣。

药用紫草、寒水石（猛煅奶制）、瞿麦、栀子、土木香、木香等配合令服，对巴达干血病，特好矣。

此剂称为大仙之嘎鲁红药也。

注解

①哈拉杰达布泻剂：《刺痛病的治法》章节中述有其方。

②赞丹-8：即八味檀香制剂，《流感的治法》章节中述有其方。

第十六章 疫热的治法

疫热未成熟期,有发冷寒战、头刺痛之症状,此时令服淖日布-7汤。若与赫依并发,则服玛努-4汤,好矣。若有成熟症状,令服古日古木-7①、草布-8、腾苏-9和黑冰片等。且其热势小则古日古木-7、大则草布-8;中则黑冰片和草布-8配制,两个午时令服为宜。

上述各症,均先内服腾苏-9。

其方由白檀香014、牛黄015、西红花015、石膏045、五灵脂036、多叶棘豆021、麝香003、黑云香025、草乌叶078组成。

初治新热,加量为好。

德瓦-5:药用齿缘草100、木鳖子070、拳参060、沉香090、角茴香060配制。再加漏芦花080、麦冬070、泡囊草100、麝香003、黑云香050等,则成德瓦-10制剂。此方是治时疫、瘟疫之总药。

药用黑冰片、木鳖子、角茴香、齿缘草、诃子、拳参、漏芦花、麦冬各010与草乌叶030配伍,两个午时令服,可治协日热、时疫和聚合性瘟疫。疫热十二日后,有脉虚、舌苔红、耳鸣、尿泡沫多等山川界热症症状,则用清赫依热之古日古木-7或胆矾(蒜炭)、宽苞棘豆、叉分蓼、吉勒泽灰剂与白糖配制,用黄酒送服。此剂是治热症山川界之上等药剂也。并以凉性营养饮食、起居为上也。后逐渐加量犏牛白油、野牦牛新鲜肉等。

热症初期,用玛努-4汤促使其热成熟,用淖日布-7汤分解其清浊;在中期成熟期,药用古日古木-7、草布-8等彻底消除其热势。

注解

①古日古木–7：即七味红花制剂，由红花、竺黄、麻黄、地丁、诃子、蓝盆花、川木桶七味组成。

第十七章　山川界热症的治法

热病最终到山川界时，令服清赫依热之古日古木–7、阿嘎日–10[①]等凉、温、平性药方。

久，则用嘎布日–25、地丁油剂等治疗。

治法：脏器热，取六首穴和肘面脉、短角脉等穴位放血施治，有特效矣。

腑热则用泻剂清泻治疗，具体按下述方法施治，必能根治疾患。

饮食起居等，按《医典》所述。此为治疗热病之总要也。

借机强调，放血施治之前令服三子、木通、绿绒蒿、苦参、地丁、麦冬、拳参、瞿麦煎汤。此方有清热解表，清浊血之效。

注解

①阿嘎日–10：十味沉香制剂，由沉香、竺黄、红花、丁香、肉豆蔻、豆蔻、草果、木香、苦参、蒜炭十味组成。

第十八章　天花痘疹的治法

黑白天花确诊无误,先促使其成熟,开黄水之口,药用苦参、三子、地丁、瞿麦、拳参、麦冬配伍汤剂令服,盖好衣被,温食无盐面食。

如此三日,为粘热期。在出疹时,用镇粘热方剂,即白檀香、牛黄、肉豆蔻、沉香、石膏、红花等剂量配制,略加犀牛角、麝香等,好酒送服。粘热大则用开水送服,祥也。

服此精华药方时,若再加少量草乌叶,药效更好矣。

治不及而陈旧,则精华药加金色诃子、草乌芽、水银三味粘药助精华药。粘热不大,则原方无需加味。

咽喉部出疹而塞,将草乌、诃子粉末或冲-5粉末等烈性药,吹入咽喉内。

有时将稀面糊趁热反复喝也可以。青蒿根汤剂,亦有良好的疗效。

如此三日,粘热外发,则用石药赤石脂、赭石、炉甘石、寒水石等各100,吉斯勒、硼砂各010,麝香003或微量配制,少量令服。黑色天花①类则大量令服宝石药。治不及而陈旧,则宝石药方与精华类药方配合而用。九日之后,粘热减退,则饮食等逐渐增加量矣。

病势不大,则服德瓦-5。

燥脓血热之药方:药用热制水银、草乌、石菖蒲、石膏、草果、红花、肉豆蔻、多叶棘豆、麝香、黑云香配制剂,用白酒送服,将脓血外排,立燥之。亦可用水柏枝烟反复熏治。

脓疱干燥有脱落症状,则用兔粪或白云香熏治为好。面部脓疱脱皮时,先尿洗,后用紫草与羊脂配制剂外涂,则不留疤痕矣。

若想熟知护眼等防治天花并发症之详细内容,请细查其他经典文献。

这里只叙了秘诀之精要。

令服花椒煎汤3次后用鼻药吸入治疗。

痘疹痂皮080、土木香050、石膏050、北沙参030、酸模030、木香020、诃子010、拳参020、红花010,足剂量配制,是治白色天花[2]之对症方剂也。

此为名家妙术是也。

注解

①黑色天花:即天花黑痘疹。

②白色天花:即天花白痘疹。

第十九章　麻疹的治法

麻疹病，先用白开水和玛努–4汤，之后再服藏药巴布–13。或者药用漏芦花019、麦冬013、角茴香024、多叶棘豆013、草乌芽024或标准剂量之三凉药（石膏010、红花002、牛黄008）、白檀香010、五灵脂012、麝香021、黑云香013等，减量配制令服，白喉、炭疽病、感冒、疫热等，即可清也。

第二十章 流感的治法

流感,先用白开水,药用玛努-4汤加拳参配制汤剂令服数次,或用苦参100、三子040、地丁035、胡黄连020、土木香040配制汤剂令服催汗则促使成熟和清除病邪等同时做到矣。腾苏-9或用牛黄030、贝母花060、白附子030、葶苈子060为主味,加麝香002、黑云香020、石膏010、红花050、五灵脂070、多叶棘豆020、麦冬020、块根糙苏050、漏芦花020、白檀香010等配制方剂镇感之巴布-14散剂,总治粘热、疫热等,尤其对感冒类,有根治之奇效,实乃天仙秘诀也。

多咳、痰多者,按医典所述药用白檀香、三凉药、拳参、北沙参、葡萄干、甘草等与白糖配制方剂赞丹-8令服,此剂可清肺热、燥脓血。

药用葡萄干030、石膏025、红花010、甘草012、香附020、肉桂011、石榴022与白糖配制令服,肺病或呼吸不宁等均可治也。此等与病势结合用之。

药用草乌025、诃子090、土木香030、黑云香017、漏芦花030、胡黄连027、拳参037、北沙参026、多叶棘豆039配制方剂冲·温-9,是瘟疫、粘热等总治药方,尤其对肺伤风上逆于咽喉,如甘露般见效也。

还可令服邦兹-12、腾苏-9等。或用白花龙胆030,沉香008,红花010,广枣010,白檀香005,肉豆蔻010,石膏015,北沙参011或三

子依次035、010、011，苦参011，木香010，甘草008，丁香006等配制
方剂邦占-15令服。此剂对肺感冒侵于咽喉，视力下降，巴达干扩散
于胸而流泪等症，有上佳疗效也。

极难治愈，则用寒水石捣碎泡酒令服。

或用土木香、金色诃子散剂，水煎服，对伤风感冒具有极佳疗
效。

药用漏芦花、三子、木通、胡黄连、石膏、北沙参、块根糙苏等
配制方剂如格劳·棍斯勒制剂，对伤风而引起的各种肺病，根除无
遗也。

又一方，由两种檀香、六良药、白苣胜、葡萄干、木香、木通、瞿
麦、牛黄、甘草、缬草、三子、麦冬、茵陈、绿绒蒿、沉香、木棉花瓣、
葶苈子等二十五味组成方剂，是对肺胸热或扩散热，伤风而致之各
种热症，一次令服即止之先祖经验也。

第二十一章　脑刺痛的治法

脑刺痛,药用绵羊颅骨、龙骨、地丁配制汤剂令服。

或用绵羊颅骨、龙骨、泡囊草、藁本、黑云香配制汤剂令服数次,再服满·阿格·古日古木–13[①],或服用泡囊草浸膏037、岩羊血037、紫草茸040等配制名方凡巴棍丹制剂。此方对脑刺痛、亚玛病等粘类病症和赫依合并白脉病等难以诊断之脑病均有疗效,医者曾亲身见识过矣。

药用红花、丁香、牛黄、犀牛角、银朱、紫檀香、麝香、大托叶云实、麦冬、木香、三子等与白糖配制方剂古日古木–13,可治肝功衰弱,合成毒,腰肾损伤,尿不出、尿不尽,因热发胀,黑亚玛病等,医典如此叙述也。

上方再加龙骨、泡囊草、地丁、枯绵羊颅骨、岩羊血、白硇砂等配制令服,可以根治脑刺痛。

药用石决明010、朱砂015、胡黄连010、冰片003、麝香003配制散剂,熏治或吹入鼻孔治疗,对黑白亚玛病有特效也。

口服药:砒石、诃子(去掉核)、麝香等配制令服,其功效与上方相同。

注解

①满·阿格·古日古木–13:《头部疾病的治法》章节中述有其方,其蒙古名称为敖必德森·古日古木–13。

第二十二章　白喉的治法

白喉，令服黑云香、藁本汤剂之后，药用金色诃子030、草乌叶050、麦冬030、麝香微量配制成散剂或丸剂，根据病情选其适宜剂型，用白开水送服，则治黑白亚玛病、白喉、炭疽、肠刺痛等粘热病症。药用麝香、麦冬各030或1药勺，草乌叶5药勺配制方剂，其功效与上方相同也。

或服冲-5、邦兹-12等。

吉勒泽、漏芦花、白花龙胆花、多叶棘豆、刺柏叶、草乌芽、青蒿、诃子配伍散剂1药勺，用细管压舌均匀吹入患处。若小舌肿大，将白硇砂、荜茇粉末，放置在竹条一端适量上药，立效也。粘病通常病势强大，其施治除用泻剂无他良方也。

药用狼毒030、酸模020、瑞香狼毒010，略加麝香、黑云香配制成如鼠粪大小丸剂，与病势结合令服。

此方称之为粘大泻剂达比·楚准也。

药用草乌010、酸模020、狼毒030研细，用八岁童子尿制丸而成色日布·达日小剂，为泻下治疗巴达干、协日、不消化病、血协日病、粘刺痛、白喉、炭疽等殊佳方剂也。

药用草乌、麝香、牛心、黑云香各004，瑞香狼毒050，石菖蒲015，酸模057，狼毒054，藜芦060，红花050，石膏004，象胆005，诃子018配制研细，用八岁童子尿制成如鼠粪大小丸剂日哈布-13，根据病情令服，脑刺痛、肠刺痛、白喉、炭疽，尤其称之为三黑[①]之疫热、粘热和四百零四种病症均可清除之。

注解

①三黑：即瘟性高热。

第二十三章　刺痛病的治法

刺痛病,药用苦参010、诃子010、马钱子005、茜草010等配制汤剂令服,促使病症成熟、收敛和分清浊治之。

药用白檀香、牛黄、石膏、红花、五灵脂、多叶棘豆、麝香、黑云香等,与其总剂量加入草乌叶配伍,两个午时用白开水送服,可治粘热类病、刺痛病、脑刺痛、粘伤风新热等。

又一方,药用旋覆花、绵羊肉、狼毒、酸模、草乌芽五味,若有热病症状则加牛黄、麝香等,用黑云香汤剂送服。

若有赫依症状,加鸰鸽大脑、鹫粪等用白酒送服,将诛灭、祛除病症并镇刺痛粘,拯救生灵也。

因血刺痛而作痛,两个午时服栀子、土木香、瞿麦、苦参、旋覆花汤,或用瞿麦、文冠木、木香、栀子、紫檀香配制散剂,两个午时用凉水服,可清血刺痛也。

又一方,药用草乌芽、草乌、细辛、麝香、黑云香、石菖蒲、水银(制)、硫黄、藁本、牛黄等,用各自引药令服,是普治刺痛病类之英雄方剂也。

施上述疗法仍不治,药用藁本020、麝香002、黑云香010、石菖蒲090、草乌030、旋覆花020、狼毒030、雄黄008、诃子030、两种"措日"[①]各013、姜黄070等,用080五灵脂水制如鼠粪大小丸剂令服。

此方称之为粘哈拉杰达布泻剂,治疗白喉、炭疽、刺痛病、粘类病、反弓抽搐病、血协日病、食不化而胀、胃痉挛、痰呈黄红色或烟渍色、肠刺痛、赤痢等病，其疗效妙哉。

药用旋覆花030、兔心010、草乌010、酸模020、狼毒030配伍制剂，称之为治疗刺痛之嫩布-5。对热刺痛、粘热、肺热、刺痛病症，如此殊佳之粘泻剂实为无他方矣。

刺痛病侵于肺，则用嫩布-5除之，侵于心、肝、脾、肾等，亦用嫩布-5泻剂治疗。

注解

①两种"措日"：即胆矾、白矾。

第二十四章　胃痉挛的治法

　　胃痉挛,先服黑冰片、五灵脂、铁杆蒿、马蔺配伍汤剂,将症退矣。

　　或用足剂量冲-5,加光明盐018、荜茇010、全石榴或蜣螂虫018、黑冰片070、天仙子015、信筒子011、铁杆蒿浸膏017等,按剂量配制,按用过医者之经验令服,可除粘疫胃痉挛病矣。

第二十五章　肠刺痛的治法

　　肠刺痛因发病急故无需大量令服促使成熟汤剂和白开水。若泻物呈现红黄色或烟渍色，先服音达拉-4汤[①]，又据其热症若必要用腾苏-3或腾苏-9，选其宜者令服。后用黑冰片、止泻木子、草乌叶等剂量配制令服多次。或服黑冰片加丹参、五灵脂、止泻木子、麝香、黑云香配伍制剂。尤其是用五灵脂、麝香、红花、白豆蔻、熊胆、麦冬、香青兰、诃子、拳参、白糖等剂量配制方剂巴日格顺-9，能清除胃血协日热。

　　上方再加草乌、木香、石菖蒲、黑冰片配制而成称之为巴日格冲-13[②]的方剂，对腑血协日和胃痉挛、粘虫、刺痛症等，均如甘露般见效也。

　　此剂是贤者妙术经验也。对此类病症，泻剂甚宜而用日哈布-13、哈拉杰达布、嫩布-5和色日布·达日等泻剂，趁体素未失、体力良好时刻用之。其寒症终结之后，药用德吉德制剂和当玛·乃卓格制剂与病势结合选其宜剂令服。饮食方面，青稞粥类和白米等，按《医典》所述用之。

　　热腹泻类病势小，则药用音达拉-4加熊胆、木鳖子、止泻木子、香附、麦冬、木通、丹参等与白糖配制方剂日彻-7[③]令服。此剂可治肠内伤热、血协日性热腹泻等症。此剂先与嘎日那格制剂[④]配合令服，后据病情内服德吉德制剂等。

　　饮食起居方面，按肠刺痛病症所述亦可。

借此叙述贤者达·沃德·雄诺之上佳方剂塔格布·芒那格制剂：药取土和未制寒水石各1捧，与同剂量盐配伍，置铁锅内焖煅，又取芹叶铁线莲和冬青叶各1捧同上法密闭焖煅，再加肉豆蔻、芫荽子、干姜、白胡椒、荜茇、麦冬、白附子各1药勺，光明盐、紫硇砂各豌豆粒许，硝石1药勺，土木香约羊粪粒许配制细研，诸药搅拌至呈现天蓝色。如此晚上或黎明时刻用白开水送服。

其功效为因寒所致巴达干病，肠刺痛，经常腹泻之肠道病，打嗝不止，胃不化，胃胀，胃肠道中有毛发、胃铁垢病，胃毒性反应，肝病，肝肿而热，肝性腹水，痧症类，胃肠虫病等，均能治也。概括而言，此剂对胃痼疾，如同药王手中金色诃子焉。

注解

①音达拉-4汤：即止泻木子、麦冬、木通、拳参四味汤剂。

②巴日格冲-13：即十三味五灵脂制剂，其蒙古名称为哈敦·嘎日迪-13。

③日彻-7：即七味止痢制剂，其蒙古名称为苏斯-7。

④嘎日那格制剂：即十味消食制剂。

第二十六章　丹毒的治法

　　丹毒，先用冲–5、乌力楚–18^①、巴布–6^②、腾苏类^③等，令服数次，再用香墨、多叶棘豆、白屈菜、酸模、麝香、黑云香与水调制外涂，晒太阳治疗，有效矣。

注解

①乌力楚–18：即乌力楚·仁钦制剂，在《风湿病的治法》章节中述有其方。

②巴布–6：在《眼病的治法》章节中述有其方。

③腾苏类：如腾苏–9（速效方）。

第二十七章　瘿瘤的治法

　　瘿瘤病之内服药：冲-5加水银、多叶棘豆、黑云香、文冠木配制，用黄酒送服，若不消，施火灸治疗。欲详细了解治疗方法可请教其他善巧妙诀。

第二十八章　转筋症的治法

转筋症，起初药用铁杆蒿、黑云香汤数剂令服数次，亦有治愈者也。

内治或外涂药：草乌、诃子、石菖蒲、铁杆蒿、公鸡鸡冠血、藁本、蛇肉、猪鼻子、鹅胆或腱子肉、黑云香、马附蝉、石花、麝香等用尿配制，内服或外涂，除此还无更好之医术。

第二十九章　胆汁入脉病的治法

　　胆汁入脉病，在双手拇指、无名指和双脚大趾、无名趾指甲缝处用铁制针灸疗，封锁胆汁犯脉退逃之四个要隘。这种疗法对转筋病亦有效矣。

第三十章　再述转筋的治法

转筋,通常火灸第一节脊椎骨节穴位、心脏区域黑白际穴治疗。如此可止上吐下泻。

上吐不止,火灸第一节脊椎骨节穴位、心窝穴、胃中俞等治疗,即刻止吐无疑。下泻不止,火灸小肠上下俞穴与左右踝骨,可立止也。

魂脉、延脉等穴,多用于集聚性、紊乱性疾病,转筋之全身各部肌肉紊乱而不恢复时,用"常曼"等穴灸疗,等好转后再灸治百会穴。

另外,对所有肌腱之患,用铁灸治能愈也。

饮食:忌甘、酸类饮食和生菜、葱、大蒜等。

辟阿达为十分重要。患病不治过5～6天后,粘虫侵体而成难愈之症,因此及时治疗,可以救活矣。

关于这方面,贤者苏日科如《基波力昂·色日乐》之救死《杜日兹·替格坡扔》中所述较为详细也。

第三十一章　炭疽病的治法

炭疽病，体素方面有任一症状，则用凡巴棍丹制剂同麝香配合，使其药力充分发挥令服2~3次。但剂量不得过两粒豌豆量。此为紧要之妙诀也。或用金色诃子、草乌各040，木香010，石菖蒲2/3份，麝香1/3份配制方剂冲－5令服。外涂药用麝香，黑云香，草乌芽，石菖蒲，硫黄，兔、野禽、狗和狼的粪便，狼毒，瑞香狼毒，五灵脂，多叶棘豆，姜黄，雄黄，雌黄，藁本，酸模，烟渍，草乌等配制细研。其剂量及用法秘诀，向有经验者了解掌握。用自己尿或八岁童子尿调至如牛奶浓度，反复涂抹。若肿包未凸起，涂满则自干涸矣。

若已凸起，则除疱顶外涂其周围。留有疱疹之愈口，甚为重要也。然而用几层纸与好软纸置衬垫矣。

坚持每日早晨涂抹，益也。如此肯定能治愈炭疽肿疱。此剂可谓镇与粘合并肿包之锤也。

药用狼毒、大黄、藜芦、胡黄连、瑞香狼毒、草乌、麝香、两种云香①、诃子、五灵脂、阿魏、硫黄、白硇砂、姜黄、龙骨、代石脂、雄黄、石燕、银朱、红纹马先蒿、硬毛棘豆、小白蒿、三七、吉勒泽配制方剂德吉德－25，加对症药引子配制外涂，可谓之镇白喉、炭疽、痛风、关节风湿病、足腿巴木病、痈疽疮疖肿类疾病之金刚矣。又一方，药用石菖蒲010，大黄020，狼毒010，麝香003，诃子仁、千里光炭、瑞香狼毒、烟渍、酸模各010配制，与煅透的白面1药勺调配外涂。此剂为外涂药之最佳方也。

　　药用水银（制）、硫黄、草乌、黑帆、瑞香狼毒、狼毒、龙骨等剂量配制方剂鲁格苏得–7，用水胶调制涂于炭疽、粘疮等，有效矣。

　　药用雄黄030，朱砂030，白云香020，乳香020，牛黄005，胆矾、寒水石、铜绿各010，蜈蚣一整条，蜗牛壳21只，血竭020，蟾酥020，麝香配制细研，用青稞面调制成丸剂，银朱包衣方剂谓之飞龙夺命丹的中药5粒，用大葱汤汁送服，可治白喉、炭疽类病，且涂肿包、贴疮头，益也。如上治疗仍不见效，则用谓之达比楚准的粘泻剂等强泻剂泻下治疗为妙诀也。

注解

①两种云香：即黑云香和白云香。

第三十二章　其哈（粘痛）的治法

其哈（粘痛），先用冲-5加水银、党参、石韦、铁杆蒿炭等令服，再服别冲-15[①]、水银制剂等。适其病势内服麻风病章节所述宝石类制剂，益也。

外其哈（粘痛），首先枯绵羊头骨、鱼肉、独活三味研细，用白酒或自身尿调制，反复外涂施治，定有效矣。

骨其哈（粘痛），则用以牛、马和狗的骨头为主之骨类煅烧炭，以黄水三药为辅，用去水油浮脂调制外涂，是治骨其哈（粘痛）类之殊佳妙诀也。

将其哈（粘痛）病症不侵要害处而治，则用斑蝥、白硇砂、三热药、石菖蒲、狼毒、龙骨等剂量配制，再加二份砒石，用蜂蜜制成柱药，若无伤口，则用银针剖出药口置柱药；有伤口，则将柱药或散剂涂在纸上贴伤口上，再用揉皮涂水胶贴矣。

热甚，则开口施治，如若溃蚀则用硫黄贴药，或石膏、红花、熊胆、银朱等剂量配制干涂。外涂药同上所述。

内其哈（粘痛）未成熟而不转好，则用那木扎格·色乐巴制剂[②]泻下施治。

饮食起居，如《医典》所述即可。

粘病之全治，如此书写不尽之。所以预晓其详，请参阅医典《满·阿格·兰塔布》。

注解

①别冲-15：《痛风病的治法》章节中述有其方。

②那木扎格·色乐巴制剂：制水银泻剂。

第三十三章　粘病的治法

简述粘病其总治法,肿胀或疮伤型粘症,水胶加入豌豆面粉调制,疮伤周围搽敷,令服黄柏汤剂,如此阻止肿胀移位或变大。若搽敷到炭疽疮包头上,可致命,因而必禁忌之。药用白屈菜、棘豆、紫菀花、黑云香制剂或去毒狼毒、独根酸模、胡黄连、瑞香狼毒、黑棘豆、麝香、水菖蒲、牛黄等配制九味制剂,煮沸,凉开水送服,十八种粘症均能抑制之。

或药用白桦叶、泡囊草根、藁本,其任一根茎,加云香膏剂或黑云香散剂,用云香汤剂送服,所有粘症亦可宁也。内外粘疫疮口,肿胀与否,均用春秋季节采收的泡囊草或东莨菪根茎,煎煮稠时,加入信筒子、马蔺子、紫铆、万年灰、无毒杀虫药类,细末搅拌,制成豆粒大小丸剂令服。粘类若已入大脑、嗓子或足腿等部位,则用其对症药物治粘,上午令服。

如果服药当天未禁忌肉汤、白食或甜食者,如同火上浇水扑灭药力,无治愈可言。

此制剂可谓浪匜·杜尔兹,亦是白喉、炭疽、粘类及其亚玛虫病之特效药。

又一方,黑白布如玛[①],其任一药物,制成豌豆粒大小丸剂,用水送服,亦可抑制粘症,且对痛风、风湿等也可起效。

注解

①布如玛:黑者指藁本,白者指独活。

第三十四章　再述炭疽病的治法

医治炭疽病症，水性炭疽，不得用经语（相当于现在的心理疗法）唾液疗法；火性炭疽，不得用艾灸疗法；赫依性炭疽，不得用吹酒疗法施治。

内服制剂令服数次之后，药用独活根、硬毛棘豆、酸模、烟灰等，用尿调制，除疱口之外搽敷之，则疮疱会自然破头。

令服北锦葵单味汤剂，可立干疱脓，消炭疽肿矣。

第三十五章　头部疾病的治法

热引起的脑刺痛, 药用绵羊颅骨、莲座虎耳草、龙骨、诃子、瞿麦汤剂, 需在两个午时令服。

希拉引起的头痛者, 按协日病医治方法医治。

巴达干赫依引起的头晕, 药用色布如–4加沉香、豆蔻、干姜、紫硇砂配制, 晚间或凌晨用白酒送服。

或用羊头汤加阿魏、豆蔻、紫硇砂令服。

头部巴达干、协日并发症之头痛, 令服三子与玛努–4混合汤剂。

又一方, 龙骨、地丁、黑云香三味制剂, 是医治所有头部疾病的唯一妙药。

亚玛引起的头痛, 药用古日古木–13加草乌叶、阿魏, 晚间令服。若此剂不见效, 药用治头部疾病三味汤剂加红花、金腰子、旋覆花、草乌芽、乌头①、熊胆、炉甘石、木鳖子、泡囊草、石花诸药配制的满·阿格·古日古木–13令服。此制剂是镇血、协日引起的头痛, 黑白亚玛或脑热等症之秘诀药也。

欲生毛发或脱毛发不在此叙述。

脑虫亚玛病症, 药用冲–5、那木吉格·妥格达②、凡巴棍丹、冲·温–9、邦兹–12、唐坡日莫–19等令服, 抑制虫势。

或药用古日古木–13加米图德–3③、旋覆花、麝香、黑云香制剂令服。

按《医典》所述药材配制的古日古木-13加草乌、石菖蒲、熊胆、黑云香四味各1药勺配制令服,对黑白亚玛、腰肾损伤、粘热症等均有益也。

又一方,按《医典》所述药材配制的古日古木-13加黑云香、石菖蒲、棘豆、文冠木浸膏、黄水三药、草乌芽、热制水银等足剂量配制,调至变青时,制成泡胀豌豆粒大小丸剂,依其病势令服5、7或9粒。此制剂谓之查格得日丸剂。

消头部黄水病,药用未去软翅的斑蝥全虫10只,狼毒、藜芦拇指骨节大小,巴豆4颗,金色诃子、铁线莲少许,白硇砂、木香、麝香少量配制,喷洒白酒剔去毛发,涂药厚度如生牛皮即可。

然后戴护药帽子一宿后,将所涂药物洗净,再搽涂酥油,禁忌受风。

药用草乌、金色诃子、木香、石菖蒲、黑云香、棘豆、白红黄三种草乌④、宽苞棘豆、熊胆、红花、银朱、升丹、牛黄、麝香,诸药配制成那木吉格·图格哇制剂,可治白喉、炭疽和黑白亚玛、痛风、类风湿、足腿巴木、失血等症。

再用棍丹制剂加茜草、紫草茸、山羊血配伍,用高堂-3汤调制丸剂令服,可谓之清其他医治方法无法治愈之症的上等妙药。如果很难治愈,按脑刺痛章节所述的药物和施治方法医治。

又一方,药用信筒子、黑云香、麝香、石菖蒲、阿魏、紫铆、泡囊草子等与鹿脂肪配制烧成炭熏鼻治疗。此药谓之雅照莫·道日吉熏剂,其疗效甚好。

或药用紫铆、天仙子、万年蒿、煅烧鹿角、泡囊草子、荜茇根茎、麝香制剂,用母牛尿液或酥油搅拌成鼻药医治。此剂治脑囊虫,侵于肉、血、皮、骨、脉中之虫,以及血赫依、寒热胶着等诸症。若安宁剂不见效，则用头疾泻剂医治。

其泻剂：红斑蝥020、白硇砂010、红花010、荜茇020、肉桂010、甘草020、三热草药⑤各010，上述药物研细。男性，则剃光毛发敷药；女性，则用铁勺以好酒煮药，黏稠至奶酪般，卷起头发敷药。

疼痛消失者，将汤剂袋子缚于眉毛之上。如此，需注意谨防黄水流入眼睛，待一宿解除。医治手法，向经历者请教。

此为消除神经错乱、健忘、头病、虫、麻痹、白脉病和眼病等诸症的上等方剂。但对体弱、年老或年幼者，不得施用。

头病医治方法，按医典所述取相应穴位穿刺放血或火灸。

注解

①乌头：指船型乌头或青乌头之全草，蒙医将其称之为查干泵嘎。

②那木吉格·妥格达：即那木吉格·图格哇制剂。

③米图德-3：即绵羊颅骨（制）、地丁、龙骨（制）三味组成。

④白红黄三种草乌：即乌头、褐色乌头、关白附三味。

⑤三热草药：即银莲花、高原毛茛、铁线草。

第三十六章　眼病的治法

眼病引起的眼泪多，上药用黄柏浸膏。之后药用藏红花、龙骨、冰糖、贝齿炭、制硼砂、制白矾等研细，再加冰片入味之微量，搽涂眼睛。

或用金色诃子、紫草茸、碱花、藏红花、麝香、熊胆等研细，红绸包裹，水浸取汁滴眼。又一方，药用黄柏浸膏、麝香、熊胆，加少量锉取的滑石粉配制上药。药用茜草或紫草茸、藏碱①、制硼砂、藏红花、熊胆、诃子、麝香等，红绸包裹，铜碗浸泡一日滴眼。此药既称龙哇·棍吉德，也称扎勒莫·楚哲恩，此谓之甚深秘诀也。

药用藏红花、熊胆、天竺黄，加入少量麝香、姜黄研细浸泡，用绸布滤出药汁滴眼一滴，则犹如拨开云雾见太阳般明亮矣。

藏红花与白糖配制上药也有效。

药用金色诃子3份，红花、牛黄、丁香、木香各2份，手参1份，滑石、白东泽、熊胆等各半份，朱砂、白硇砂各1撮，姜黄1/12份，诸药研细，乳液搅拌，称为萨乐哲·博益灵，此药谓之眼病甘露也。

白硇砂1份，海螺炭2份，枯绵羊颅骨炭3份，荜茇5份，姜黄6份，胡椒4份，诃子7份，足剂量配制的仁钦-7制剂以干粉或用水搅拌上眼。

又一方，药取猛煅炉甘石炭、紫菀花、甘草、胡黄连、竹叶四味水中煮沸，再加上述炉甘石灰剂，放入干净的而未曾使用的陶器中多搅，密封陶器放置数月，将药用纸过滤，加上等冰片、熊胆、麝香、东泽[2]、代赭石、朱砂之类选最好、最宜加味，细研如同颜料般干粉上眼睛。

如此可医治白内障、红肿或干性结膜炎之类任一眼病。

又一方，按剂量配制的好膏剂，加上述方剂，对所有眼病犹如天赐甘露焉。

内服药物：木贼、眼睛完好的铁色蛇一条、三子、铁屑、东泽、藏红花、小茴香配制的称之色乐吉德–7。此制剂对各种眼病均有效，是第二药王宇妥巴[3]之医诀妙术。

金色诃子020、红花010、黑云香010、瞿麦005、木香010、麝香用微有香气之量，与白糖配制方剂巴布–6，温开水送服，对各种眼病具有疗效。

药用白东泽、六良药、犀牛角、银朱、羚羊角、鹿茸、地丁、炉甘石、木贼、小茴香、白檀香、质好铁色蛇、牛黄、熊胆、麝香、三子等与白糖、红糖配制，或用蜂蜜制丸（赫依型为红糖、协日型为白糖、巴达干型为蜂蜜），凌晨令服，可根治眼病。

色盲者，药用藏红花、紫草茸、茜草、熊胆、制硼砂、碱花、诃子、麝香散剂，浸于水，反复滴眼亦可起效。

药用铁色蛇、藏红花、儿茶三味研细，牛奶搅拌制成豆粒大小丸剂，连续7日，早晨令服为益。

诃子21颗、栀子、川楝子各7颗，研细，杜仲汁搅拌成奶酪之浓度，涂敷于铁锅等器具中，用衣物盖好，置于潮湿温热处3日，加入石榴汁搅拌至呈墨汁色，再加寒水石、五灵脂各010，炉甘石005，麝香、熊胆、马钱子、六良药各1药勺，制成豆粒大小丸剂，温开水送服。

其功效为祛除毒症、巴达干宝日、大痼疾、并发或聚集症、陈旧热、水肿、浮肿、肝脾浮水等，尤其是昏朦症，也可迅速愈合旧伤，治黄水、未曾治愈之病症。

此制剂可谓之珍宝级深奥医术矣。

眼疫疾病，药用足剂量邦兹-12加铁色蛇、木贼令服。

新旧眼斑翳，均禁忌针刺放血和灸疗、剖刺及酸腐食物。

小儿眼病，白石花与哺乳妇女奶汁配制上眼为益。眼被石、木之械所伤亦有效。

瞳孔扩散者，药用山矾叶煮沸用其蒸汽罨敷。

又一方，药用藏青果、马钱子在白石脂上磨，涂眼（愈合剂）。关于医治眼病与粘、亚玛并发者，请从《脑病治法》章节中所述部分悟知。

这是呼图克图④如实传授给格西⑤等的上等明目诀窍。

注解

①藏碱：天然碱。

②东泽：针铁矿。

③宇妥巴：宇妥·云丹贡布。

④呼图克图：活佛、高僧。

⑤格西：即格威西联，意为"善知识"，是藏传佛教格鲁派寺院的学位。

第三十七章　耳病的治法

耳病，与粘并发者，令服古日冲制剂为益。若不见效，可用头疾泻剂法医治。

将角蒿、木香、诃子微微捣碎，用薄绸包裹，浸于清洁水中，用药水滴耳医治。或用麝香、木香、信筒子、荆芥、阿魏等量配制，放入耳腔内。

又一方，药用阿魏、萝卜、干大蒜浸汤，滴耳佳也。

镇耳痛、耳刺痛或非哑耳聋症，药用角蒿子040、麝香002、白大蒜041、萝卜010、木香030，与酥油配制微温滴耳，亦可消除。

又一方，药用木香、诃子、白大蒜等与种山羊尿配制，可祛除耳道流脓，并且用火灸疗效好。

将大蒜在火烬中烤熟，挤压取汁，滴入疼痛的耳内，可医治聋症。药用萨门·发拉，微微捣碎，水煮取汤，滴入耳内，亦能消除血"协日"引起的聋症。

巴达干赫依引起的耳聋，将耳眼前后，用金制烙敷器烙疗益也。

药用龙涎香、丁香与芝麻油配制成药剂滴耳，可医治刺痛致耳聋症。

小儿穿耳眼伤不愈者，将蓝布浸于三子汤罨敷治疗。

第三十八章　鼻病的治法

鼻损伤或感冒引起的血流不止, 应采取内服、外治和熏治三种方法医治。

内服: 燥其鼻孔流血, 药用藏红花、熊胆、黑粉菌、肉桂炭配制的中药达尔特木-4制剂令服, 不论血流多大, 均能止住。或三红药、瞿麦、黄柏、栀子、熊胆汤剂或散剂, 凉水送服。

或令服《后续医典》方剂布如哇-10制剂, 或令服麻黄膏、熊胆、三红药制剂。

外治: 药用藏红花、熊胆、绸缎灰、贝齿炭、独活等配制的香烛制剂, 头症者, 放入鼻腔内。

熏治: 药用女人阴毛、水獭和马肉等, 用纸张卷燎, 熏鼻或烧骆驼毛熏鼻亦可。

这三种制剂, 定能止住鼻孔流血。再灸疗大匝脉、额角脉和肩部脉。

鼻黄水, 涂石榴、酥油制剂。

医治瘊子, 去孽、戒污秽。鼻肿, 则施鼻尖放血治疗无误矣。

第三十九章 口腔病的治法

　　医治口腔疾病，药用白矾、山矾叶、诃子煎汤漱口。若牙龈处脓肿，用尿漱口。或将麝香与熊胆以净水泡取汁含满口，含的时间越长疗效越好。或用麝香、白矾与硼砂配制成汤，含满口。若有流血溃烂症状，药用槟榔、儿茶、石韦散剂浸于净水成汤搽敷亦有效果。

第四十章　口吃症的治法

药用黑白云香①、牛黄、藏羚羊血、花椒籽7块,研细,用水调服,是使哑者开口说话之妙方也。

注解

①黑白云香:即黑云香和白云香两味,白云香亦称枫香脂。

第四十一章　牙病的治法

牙病,药用儿茶、槟榔散剂外敷。若有虫者,药用瑞香狼毒去皮放入牙间咬紧即可。或用乌头、麝香、黑色硫黄、阿魏等配制的丸剂,用牙咬丸。

又一方,牙咬冲-5亦可起效。

去除牙虫、亚玛病之外用妙剂:黑白硫黄、麝香、雌黄、雄黄、缬草、天仙子、草乌等,研细,与万年蒿浸膏配制,在疼痛部位涂满,可止其痛并能完全外引出亚玛病。

内服药:麝香、黑云香、阿魏、菖蒲等配制令服,能从内向外完全排出其病。又一方,药用白大蒜、阿魏二味,等量配制研细,与菜籽油混合调制,温适滴耳,此为根治亚玛病之秘诀矣。

牙根松动者,轸星日面向东用自身尿洗刷后,外涂兔胆汁疗效特好。

血协日盛引起的牙病,药用冰片、红花、麝香、金腰子、草乌芽配伍,用丝绸包裹,牙咬药包,疼痛立止。

又一方,胡黄连、胡椒、盐三味等量配制研细,漱口可固牙。

本人曾见过,赫依、虫引起的牙病,疼痛难忍时,药用白大蒜、阿魏、泡囊草子等,以彩绸包裹,植物油煎汁,用其热汁反复漱口,亦可迅速止痛矣。

阿达引起的牙痛,药用狗吐之物、黑云香、白芥子、角燎焦等烟熏,亦能宁矣。

第四十二章　牙龈病的治法

　　医治牙龈病，先用尿漱口，之后再用麝香、硼砂、黑矾三味漱口，有效。若仍不治，则结合其寒热，取牙脉针刺放血或灸疗，须按医术高超的大师之道行医施治。

第四十三章　舌病的治法

收猫舌，阴处晾干，令服，使不能说话的舌病，亦可清除无遗也。

舌麻、肿胀者内服药：冲-5加云香、狼舌令服，可消舌头肿胀。外治：药用狼舌为宜。化脓者，剖开化脓部位放出脓血，或外敷多哇楚·扎德朱日膏剂，引出坏血。

又一方，药用中药金丹漱口为佳也。

第四十四章　心脏病的治法

心脏病，药用兔心020，沉香、丁香、广枣、肉豆蔻、白云香、木香、乌头、文冠木、瞿麦、寒水石各010与红糖配制，结合热寒，用水或白酒送服，此方对心赫依，哮喘，因赫依、协日而寒战，巴达干赫依、血赫依等症的赫依有特效。

或阿嘎日-8，加紫河车、丁香、槟榔等与红糖配制成散剂，白酒送服，亦可安矣。槟榔用旋覆花来代配令服亦可。

阿达并发的赫依性癫狂症，药用冲-5加肉豆蔻、黑云香调制搅拌制丸，令服。

又一方，药用沉香、肉豆蔻、广枣、诃子、木香、旋覆花、阿魏、草乌、丁香等配制研细，用稀蜂蜜调拌制丸，白酒送服，心赫依性神经错乱，昏厥或阿达等症立安。

药用阿嘎日-8，加土木香、丁香配制令服，能彻底清赫依血刺痛及心赫依等。

又一方，药用沉香、肉豆蔻、丁香、木香等配制的阿嘎日-4，能消哮喘气上。该方加阿魏、紫硇砂即成阿嘎日-6方，可治愈重症赫依而神经错乱、癫狂、昏厥晕倒、变口吃等。又可以令服阿嘎日-35。亦曾有谓之中药平安丸也适此类病症，但孕妇禁用之。还有，牛黄丸也适此症。

心脏存热，则用清心热之古日古木-7[①]，以三子汤送服。再用木棉花、广枣、两种檀香、沉香、栀子等配制的汤剂，两个午时令服疗效好。又一方,药用沉香、木香、金色诃子、红花、牛黄、石膏、达棍巴(疑似麦冬)、小茴香、胆矾(白大蒜)等配制,三子汤送服,是消除心热祖方妙诀矣。

心脏有巴达干赫依,药用石榴、肉桂、荜茇、豆蔻、肉豆蔻、草果、干姜、红花等与红糖配制成散剂,清晨时分白酒送服。然后令服三子油剂、大蒜油剂等为好。

药用羊踝骨、小茴香、木香等配伍制汤剂,则治山川界间赫依无遗。医治心赫依,取黑白间或第六、第七脊等脊椎骨节火灸为医诀之上者也。

注解

①清心热之古日古木-7:即七味红花清心制剂,由竺黄、红花、牛黄、肉豆蔻、沉香、广枣、木香七味组成。

第四十五章　肺病的治法

肺病,血赫依偏盛者,药用淖日布-7汤或扫日劳-4汤[1],结合发病症状令服其最适之剂。

肺热盛如火烧者,药用《后续医典》方剂草布-8,加北沙参、拳参、甘草、麝香、黑云香配制,两个午时温开水送服,亦可清火退烧。

金色诃子煎于玉簪花汤中令服,能镇肺热。还有,赞丹-8、赞丹-10[2]选一,两个午时温开水送服为益。

赫依增甚导致晚间或凌晨咳嗽者,药用沉香、两种檀香、葡萄干、石榴、红花配制令服,是益补之上品也。

还有,令服棍布日木-7,也非常适宜,或棍布日木-7加炉甘石、紫草、芫荽子配制,白酒送服,亦能宁之。

胸肺感冒,多用淖日布-7汤加紫檀香、沉香、豆蔻、广枣、北沙参、甘草与白糖配制成剂,温开水送服。此药剂对肺感冒、血热感冒等,皆有疗效。

又一方,药用淖日布-7汤,加沉香、白紫两种檀香、木香、广枣、石膏、红花、北沙参等配制令服,则根除血赫依相冲或胸背刺痛、伤风感冒、肺病等症。

肺病,痰带脓血久者,药用赞丹-10,加远志、花苜蓿、囊吾根少许,开水送服,引肺脓血排出。或药用远志050,木香、栀子、沙棘、肉桂、石膏、炉甘石各010等配制令服,亦可排肺脓血。

之后药用赞丹-8,加三种犀牛角③、鹿角令服,可干肺脓。

药用赞丹-8,加铜灰、三种茸角④、黄水三药令服,亦可干肺脓。

药用白檀香、丁香、红花、北沙参、石膏、甘草、葡萄干、拳参、木香、炉甘石、远志、犀角、鹿角、狍角等诸药与白糖配制令服,干肺脓液功如金刚宝石,白酒送服堪称治旧疮和干肺脓液之上等药物。

或者,药用赞丹-8加沙棘、木香、苣胜、铜灰、三种茸角,配制令服,干肺脓。

嘎布日-25,白酒送服亦可。

肺寒赫依者,服祛肺赫依之色布如-8⑤。

或用嘎布日-25,加犀角、羚羊角、狍角、草乌芽、铜灰配制,蜂蜜泛丸,小麦酒或黄酒送服。

嘴含药丸,可消除肺门聚着之脓。

药用赞丹-10,加犀角等三种茸角、铜灰配制令服,亦可如上所述干肺脓矣。

药用北沙参、甘草、拳参、栀子、黄柏、藏红花、胡黄连等量配制令服,可止突然刺痛或失血等。

药用红花、石膏、黑云香、白豆蔻、肉豆蔻、木香、诃子、干姜等配制令服,亦可清除肺热、上喘、胸部刺痛、鼻流血、口干舌燥等症。

药用犀角、鹿茸、六良药、两种阿荣⑥、两种檀香、甘草、木通、葡萄干、拳参、菊花、瞿麦、熊胆、牛黄、黄水三药、贝齿炭、铜灰等配伍的色如-25制剂,温开水送服,可治愈一切黄水病,尤其是治新陈肺脓,药到病除,本医曾亲身见证也。

犀角(若无白可用黑或花来代替)、六良药、绿绒蒿、两种檀香、木棉花、白苣胜、甘草、北沙参、玉簪花、沙棘、木香、拳参、葡萄干、远志、花苣蓿、牛黄、三子等与白糖配制。此方是著名的治肺热、痰带脓血、肺疾、热性刺痛、热因呼吸道阻塞等肺病之特效药方色如–25。

粘热并发者，杜尔兹–25为宜。对刺痛症与肺病并发也很有效。赞为宇妥巴之甚深精华方竹岗–25，是由竺黄、六良药、牛黄、甘草、葡萄干、北沙参、白苣胜、沙棘、木香、拳参、木通、胡黄连、两种檀香、三子、远志、茵陈、青蒿根等研细配制而成。以白糖作为药引子，山矾叶、紫草茸、茜草浸于牛奶中，取其清汁，两个午时或热时送服，亦是仙人医诀。

此剂，对肺病、肺刺痛、吐血、气上阻滞、气喘、胸热、陈旧伤风入骨、热邪栖肺、瘟疫等皆有疗效。总之，可清各种胸肺热症。

又一方，药用竺黄、沙棘、北沙参、甘草令服，可除肺病，祛肺内痰。

注解

①扫日劳–4汤：即四味北沙参制剂，由北沙参、甘草、拳参、紫草茸四味组成汤剂。

②赞丹–10：即十味檀香制剂，由白檀香、北沙参、白葡萄干、竺黄、丁香、诃子、甘草、玉簪花、沙棘、木香十味组成。

③三种犀牛角：即白犀牛角、花犀牛角、黑犀牛角。

④三种苴角：即犀角、羚角、鹿角。

⑤祛肺赫依之色布如–8：即八味肺赫依石榴制剂，由石榴、干姜、荜茇、胡椒、肉桂、豆蔻、黑苣胜（黑种草子）、白苣胜八味组成。

⑥两种阿荣：即火绒草和黄色阿荣。

第四十六章　肝病的治法

肝病，药用清肝热之古日古木–7①或配制《后续医典》方给旺–9令服。若仍未消者，再加土木香、栀子、芫荽子、香青兰花配制的浪钦–13令服，清除肝血、宝日等。

或按《医典》配制古日古木·朝格敦，再加炉甘石、马先蒿、报春花制剂令服。

肝血扩散或肝脏宝日增盛者，药用给旺–9，加香青兰、沙棘、绿绒蒿配制为宜。

肝热如水流强盛者，《医典》方古日古木–13，加铁屑、炉甘石、并头黄芩、方海、白云香、冬葵果、栀子配制，两个午时温开水送服。

肝衰或肝刺痛者，令服古日古木–13。

肝寒者，色布如–5加牛黄、五灵脂、香青兰配制散剂，用水送服。此剂，对肝寒胀大，亦有疗效。

《后续医典》方色布如制剂之首剂和巴格木·如格巴方德吉得·鸟木丹制剂等方剂亦可。总之，各种肝热，药用古日古木·朝格敦、古日古木–13、给旺–9或中药八厘散、黄敏佳制剂等，内服并在疼痛部位外敷，均可也。

肝寒症，药用色布如–5、色布如–8②等，依其三大素症对症下药为贵。若仍未见效，取第九椎火灸之。

注解

①清肝热之古日古木-7：即七味红花清肝制剂，由红花、竺黄、牛黄、蓝盆花、瞿麦、香青兰、五灵脂七味组成。

②色布如-8：即八味石榴制剂，由石榴、肉桂、豆蔻、荜茇、白胡椒、光明盐、紫硇砂、高良姜八味组成，其蒙古名称为阿那日-8。

第四十七章　脾病的治法

脾热，阿如-7令服。又一方，三种地丁、波棱瓜子、止泻木子、葡萄干、吉勒泽、查干泵阿、沉香、豆蔻、木香、甘草、瞿麦、茵陈、石膏、红花、荜茇、五灵脂、石榴、紫草、三红药、木通、刺柏叶与白糖配制的地格达-25[①]，则是医治五脏六腑热症之上等药物。

寒者，《医典》方扎木萨-4[②]适宜也。

药用草果、瞿麦、石膏、波棱瓜子、红花、木棉花、诃子、水柏枝、地丁、紫草茸、麦冬、白豆蔻、木香、木瓜、栀子、五灵脂、大托叶云实、缬草等制成散剂，温开水送服，消除脾热、脾寒等症。然后取第十一节脊椎艾灸，这些治疗按《医典》要求操作。

注解

①地格达-25：即二十五味地丁制剂。

②扎木萨-4：即扎木萨-4汤。

第四十八章　肾病的治法

肾热, 药用诃子、红花、白豆蔻、五灵脂、地丁、刀豆、枇杷叶、茜草、紫草茸、刺柏等与白糖配制的阿如-10令服。此方可彻底治愈腰肾损伤、尿不出、腰酸坠痛等肾病。原方再加冲-5配制成阿尔冲制剂, 此方可清肾粘热。

还有, 古日古木-13或古日冲制剂的疗效也不错。

药用文冠木、栀子、黄柏、甘草、荜茇配制, 加入麝香略有气之微量配制令服, 能消除肾热扩散、尿不出、遗精、尿血等症。

然后, 药用阿如-10散剂加入泡囊草少许配制令服。

肾热扩散刺痛, 药用《后续医典》方古日古木-13加紫草茸、枇杷叶、茜草、五灵脂和泡囊草少许配制, 开水送服, 可消痛而宁之, 医者曾见识过矣。

按《医典》配制的古日古木-13, 加入菖蒲、草乌、熊胆、黑云香制剂令服, 对黑白亚玛、头病、头虫、肾震创、粘热等有特效。

水银（制）、硫黄、六良药、菖蒲、黑云香、阿魏、麝香、棘豆、黄水三药、槟榔、三种子①、海金沙、刀豆、五灵脂、木香、白硇砂, 诸药等量配伍制丸剂乌力楚-25, 其对水肿、痛风、风湿、麻痹、毒症、麻风、坏血病、黑白亚玛、黄水、结核等症, 疗效甚好, 尤因为治肾风湿病之良方而受推崇也。

两种檀香、诃子、六良药、石榴、牛黄、荜茇、三种子、木香、川楝子、地锦草、两种苣胜、紫草茸、海金沙、锦葵、麝香、方海, 诸药配伍的赞丹-25则对白脉病、肾热扩散症、痛风、风湿、扩散证、血液病下注肾等症,疗效犹如甘露。

除锈污水银为主药,六良药、菖蒲、阿魏、三子、麝香、木香、棘豆、波棱瓜子、白云香、决明子、茼麻子、黑云香、手参、木瓜、熊胆、三种子、冬葵果、刀豆、刺柏叶、五灵脂、紫茉莉、白硇砂、三种"最"、蒺藜、苦参、犀角、文冠木膏等与蜂蜜配制令服,其功效为肾震伤、脉病扩散、寒血下注肾而腹下不消、黑白黄水、巴木和痛风、风湿、白脉病、遗精、髋骨闭孔刺痛,尤其对风湿性肾病特好。视病情再加服中药灵宝丹7、15或21粒,乃有经验医者之医道也。通常其他很多种药方加服灵宝丹,特别有效。

若晓其功效,请参阅中医学书籍。

黄秀丹也特别有效。

所有肾寒并发症,药用《医典》方苏格木勒-10,白豆蔻、干姜、光明盐、荜茇、麝香、方海、锦葵、三种子与白糖配制。此方可消肾寒、肾结石、尿闭等症。

粘者,药用苏格木勒-10加冲-5配制苏格冲制剂令服。并发热者,药用东日阿-5[②]加槟榔、白硇砂配制令服。宇妥巴曾讲,不知高尤-7制剂者,非医治肾病之医者也。

药用寒水石、三热药、三种盐、熊胆、三肖夏、三种子、肉豆蔻、豆蔻、方海、木瓜等配制,依其病情,水或白酒用其最宜者送服,可消除肾病。

又一方,药用槟榔、刀豆、五灵脂、白豆蔻、木瓜、麝香、三种子与红糖配制,白酒送服,亦为甘露。

又一方,药用紫河车、豆蔻、荜茇、肉桂、诃子配制令服,亦可安消。

或用色布如-4加槟榔、高良姜、刀豆、手参、无患子与熊胆配制,每次1药勺用雪水送服,立效者,医者曾多次见过。

药用白豆蔻、石榴、白硇砂、三种子、方海、金色诃子、普尔芒灰、沉香等与白蔗糖配制研细,开水送服,对腰肾寒症亦有特效。色布如-4加红花、熊胆、槟榔、水獭肉、木瓜与红糖配制,白酒送服为佳也。

总药:等量猛烈冲-5加石决明、朱砂、熊胆、红花、牛黄、白硇砂、白豆蔻、三红药各010,麝香003,黑云香010等配制研细,喷洒八岁童子尿搅拌,制老鼠粪便大小丸,依病势服5、7或9粒,对巴木类和痛风、风湿、黄水病、肾脉震散、关节肿胀、白喉、炭疽、粘类、遗精等症皆有疗效。此亦奇神药冲陈·绍格佐嘎。

槟榔、刀豆、三种子、五灵脂、麝香、白豆蔻、木瓜制剂对一切肾病最益也。

医者曾见过,药用黄柏200、文冠木030、栀子050、荜茇050、甘草050与麝香003配制的吉尔顺-5,加红花050、熊胆150、香墨150等令服,可止热疾性带血遗精。

或阿如-10加三种子、海金沙、方海、刺柏叶、麝香、草乌芽配制阿如-18也适宜。

有粘者,药用萨丽·匝哥都莫·冲-5为益。

寒热合并者,药用阿如-10加白豆蔻令服或加苏格木勒-10亦可。

并需药用道日吉赞或古日冲制剂等与病情结合令服等医治要求进行治疗。

寒邪遗精,则药用色布如-4加水獭肉、蛤蚧、此乃、紫河车、光明盐、槟榔等配制令服。

遗精与体素结合者, 药用锦葵030、藏红花010、熊胆配制, 栀子汤送服。

又一方, 足剂量配制的古日冲制剂加熊胆、槟榔配制令服, 亦可束缚脉道口。或药用印度肉托果、肉桂与熊胆配制令服, 立刻安消。

还有上等肉桂与印度肉托果配制令服, 对维护体力有奇效。

令服扫吉德·尼吉拉③等, 贵在调配主要方剂而进行治疗。

注解

①三种子: 即三子, 亦称三果, 由诃子、川楝子、栀子等三味组成。

②东日阿–5: 即五味高良姜制剂。

③扫吉德·尼吉拉: 十一味升阳制剂, 由石榴、豆蔻、荜茇、玉竹、红花、冬葵果、黄精、天门冬、天花粉、蒺藜、肉桂十一味组成。

第四十九章　精腑病的治法

精腑病导致男女白、红精减少而气色变差、体弱。此症不可针刺放血。医治方剂：达吉德-9[1]或多配滋补药物芝麻、手参、甘草、白花马先蒿、去毒泡囊草等牛奶煎服，亦可增强体力。

令服人参、丹参、熟地黄、香油坤、虎骨、淫羊藿、天冬等。

或者药用鹿茸、蒙古高原黄精、天冬或黑蕊虎耳草等多种滋补药物令服为宜。

注解

[1]达吉德-9：九味蛤蚧制剂。

第五十章 胃病的治法

胃病引起的血、协日甚者，令服诃子汤剂数次，之后令服巴日格顺-9。

肠刺痛并发者，上述方剂再加冲-5令服。痉挛并发者，令服如达-6。

胃食不化刺痛，药用嘎日布-6医治。

胃寒症，药用阿魏、三热药、三子、光明盐、蛇床子与红糖配制令服为宜。

又一方，《医典》方剂色布如制剂和煅盐制剂、万年灰制剂，视病情令服。

用下泻药或艾灸施治皆适宜。若了解施治详情，请参阅经典医著。

胃火减退症中，因误诊只令服温性制剂引起肝血败坏而危及生命，亦为常见。所以需要谨慎医治，综合调解体素为宜。

药用寒水石、土木香、香青兰、诃子、栀子，等量配制煎汤，连续两晨令服，医治胸背和两肋刺痛、食欲不开、口甘、懒惰、呕吐酸水等症犹如霜见阳光直射而融矣。

所有头病，再加石花、枯绵羊颅骨炭、海螺灰令服为益。

心脏和命脉上行引起的呼吸不畅之血赫依病，再加苦参、珍珠杆、沉香令服。

巴达干血引起的喑哑症或鼻腔不适者，再加葶苈子、褐紫乌头令服为上也。

肾震伤、胯骨麻痛者,加茜草令服。

肝脾病,加牛黄、五灵脂令服。

热病后期入关节,则加文冠木和龙骨。

热入于肠者,加音达拉-4。

食不化引起的发热、呕吐酸水症,用如《医典》所述方剂色布如-4,再加红花。

预后除根:痛风、风湿热后期的黄水症,加水银、文冠木和黄水三药。

为有助于学者医术,依达日玛·希尔迪所令书写之。

第五十一章　小肠病的治法

小肠热症，药用日彻-7和音达拉-4汤配制令服，亦可消之。

又一方，药用麦冬、拳参、止泻木子、木通、茜草、又分蓼配制令服，可抑制小肠热泻。或加黑冰片4份，止泻木子、拳参、麦冬、木通各1药勺，麝香、黑云香各1小药勺，草乌叶1药勺配制令服，则对热泻、肠刺痛病有甘露般疗效。

血、协日下注于小肠者，用色日布·达日泻剂消除。

胃、大肠、小肠中虫症，绵羊粪大小铁杆蒿膏加入有麝香味之微量配制令服。

之后给哈拉杰达布泻剂，将病根泻下，亦为医法妙术特点也。

肠寒者，色布如-8或色布如-4加紫硇砂、芒硝配制令服。

或令服冬青叶制剂，艾灸与主要疗法按医学典籍原则治之。

第五十二章　大肠病的治法

　　大肠病，分清热寒病症，热则音达拉-4令服或给色日布·达日泻剂等。

　　施治原则请按治小肠病专章要求治疗。

第五十三章　喑哑症的治法

因热喑哑者, 药用山刺玫果、玉簪花、甘草三味煎汤, 加石膏、甘草令服有益。

又一方, 药用利西-6①加青蒿令服为宜。又一方, 药用甘草、葡萄干、肉桂、三凉药、栀子、玉簪花等配制令服, 对所有喑哑症皆有疗效。

注解

①利西-6: 即六味丁香制剂, 由丁香、木香、竺黄、甘草、玉簪花、诃子六味组成。

第五十四章 反胃症的治法

反胃症，药用蛇床子汤剂，若有热象则用《医典》方剂竹岗·德吉德制剂，寒则加三热药，并食用其适宜的所喜好食饮，亦可开胃。

第五十五章 呼吸不畅症的治法

呼吸不畅，则用雄黄、沉香、黑云香与新油配制熏疗。

或配制《后续医典》方棍布日木-7，用其最适宜的药引子温开水或葡萄酒送服有益也。

第五十六章　痉挛症的治法

痉挛，药用西吉德–6、嘎日布–6制剂或再加粘痉挛医治章节所述方剂扎木萨–13，有起死回生之功效矣。药用木香、栀子、石榴、瞿麦、白豆蔻、荜茇与白糖配制方剂如达–6，可消除宝日、痉挛、呃逆呕吐、胃门疼痛等症。再加信筒子、诃子、泡囊草、牛黄、马蔺子的如达–11，便是镇一切痉挛症之大师医道矣。还可再加普尔芒和麝香令服。

宝日痉挛者，与优日勒–13交替令服；虫痉挛者，与其木德·斯林斯尔制剂交替令服。

优日勒–13制剂由如达–6加香青兰、丹参、菊花、芫荽子、干姜、雕粪、信筒子配制而成。冲–5加其总量的信筒子，则成其木德·斯林斯尔制剂。此方，无论有多少虫聚之，一服皆可治矣。

尤其给虫痉挛者令服，即见效。还有，药用马钱子、麝香、木香、荜茇等量配制散剂，水送服，能治粘虫、痉挛、反胃、巴达干性腹胀等症。

药用巴豆6粒、藜芦1份、硼砂2份、朱砂1份配制红丸，按病势用药，治胃病、新陈食不化、痉挛等。

第五十七章　虫病的治法

虫病发作疼痛难忍,药用冲-5和藁本膏,按上述用药为宜。若不见效,在刺痛部位艾灸之。后用泻药清除其虫症。

胃痉挛者催吐,肠痉挛者泻下为宜。

大肠痉挛,主张灌肠施治。

借机讲一下虱子病的医治:水银010、硫黄020,足剂量配制,用老红糖水泛如羊粪大小丸,白酒送服,亦可从内切断虱子之产生条件。

第五十八章　腹泻的治法

热并发的腹泻病，药用止泻木子、熊胆、丹参、翠雀花等配制煎汤令服。

药用黑冰片、五灵脂、金色诃子、止泻木子等配制令服，止热腹泻。

热腹泻的医治方法：反复多次内服红花浸滤水。

热甚，有时缓泻剂施治为宜。

狼毒膏030，制藜芦、京大戟、酸模、藏青果各010配制成泻剂浴药，是消除病症、止泻之甘露。

寒性腹泻者，药用色布如-4加冬青叶、茯苓、五味子、车前子、葫芦配制令服。五味子、荜茇、葫芦、茯苓，酒或水送服，是止泻之上等方剂也。

又一方，龙骨散剂1大药勺，用水送服可止泻，亦可久服万年灰丸剂。

第五十九章　呕吐病的治法

呕吐病，药用炒大米、甘草、白豆蔻（或者石斛浆）令服，亦是止吐之妙方也。

兔粪炭，凉水送服，可止腹泻、呕吐。或药用金色诃子、小茴香、甘草配制令服。

寒则，用温性方剂等或施艾灸治疗特效矣。

第六十章　便秘的治法

便秘，药用诃子、大黄煎汤，加入中等药勺1勺天然碱，服至能排大便为止。

或药用诃子、大黄煎汤半碗加入天然碱1勺，服2~3次，定能排便。

又一方，药用草乌、白硇砂各010，刺柏叶、石韦、缬草、红花各020，麝香003，牛黄002，熊胆003，配伍制丸，银朱包衣，称吉召木道日吉丸，能使秘处病未成熟者成熟矣。收敛扩散陈旧疾，能诱发隐藏病，铲除已缠身之顽疾，杀流行疾病，对寒、热症和阿达、白喉炭疽、刺痛、天花、肠刺痛、亚玛、虫、毒、妇科病、尿闭、黄水、痛风、风湿、萨病、麻风、瘟疫等诸多病症亦有效。

又一方，药用胡椒、紫草茸二昧等量配制令服，也可通便矣。

或西吉德-6，加萝卜炭令服亦能通便。水藻与天然碱、红糖配制塞入肛门，定能排便。

第六十一章　尿闭症的治法

尿闭，则药用蜀葵、海金沙、方海、蒺藜煎汤令服。

偏寒则白硇砂，偏热则朱砂，加味令服，是深奥妙术也。药用蒺藜、蜀葵、栀子、花椒、白硇砂、方海等煎汤令服或制成散剂，好酒送服，亦可消除尿闭症。

药用藏青果、大黄二味煎汤约半碗，加入藏碱1勺令服2~3次，定能排尿。又一方，药用白硇砂、蒺藜、蜀葵、方海等配伍煎汤令服或其散剂，白酒送服，亦能排尿矣。

或《医典》方剂苏格木勒-10，以火硝、蒺藜、花椒三味汤剂送服。

药用白硇砂、白豆蔻、冬葵果、麝香、火硝等配伍，白酒送服，可破结石，疏通尿路除尿闭。

海金沙030、方海040、蒺藜030、蜀葵子020、白硇砂050、白豆蔻030、紫茉莉040、蝌蚪050等配伍研细令服，可解脱尿闭、寒热病症。此方为斯日吉-8，是藏区医家之方剂也。

药用白硇砂、方海、海金沙、冬葵果、麝香、鸬鹚羽毛焙煳、白豆蔻、蜗牛壳等配制令服，亦是消除不论是寒还是热引起的尿闭症之上方。这是达日玛·嘎日迪之药方也。

药用麝香、栀子、五灵脂、蒺藜配伍煎汤令服，对热引起的尿闭症有效。

结石，则药用紫硇砂020、白硇砂020、方海060等研细与白酒配制令服，易如万物复苏时节融化冻冰。或药用制硼砂、白硇砂、方海、白豆蔻、蛇肉、蜀葵子、牛蒡子、蒺藜等配制令服。

药物治疗未果，男性患者则施尿道引流。此治仍不见效，热势甚则，取穴位放血治疗。

第六十二章　遗尿症的治法

遗尿症，药用姜黄、黄柏、栀子配制令服，亦是健其尿道口之至上妙术也。或姜黄汤中加栀子与蜂蜜配制令服，也可使其尿道口健康收紧矣。

第六十三章　痛风病的治法

痛风病，首先药用苦参、三子、五灵脂配伍的利德日-5汤，令服数次。外用苦参、栀子与小豆调和涂敷。或将上述药物，用红花母牛粪搅拌外敷。

口服药：白云香、决明子、茼麻子、木香、瞿麦、三子、苦参、五灵脂等与白糖配制的别嘎日-10，镇痛风、风湿、黄水引起的局部发麻发热。或服上述方剂再加冲-5成别冲-15。

黄水三药各030，三子、黑云香、五灵脂各015，麝香003，木香、菖蒲、水银（制）、草乌、石榴、海金沙、苦参、瞿麦、棘豆、刺柏叶各015等（加文冠木膏为秘方）研细成散剂温开水送服，则对痛风、风湿、虫病、粘刺痛、白喉炭疽、黄水、麻风、隐疾刺痛发热或热降入、大枫子毒、巴木病等起特效，可谓大师之心要微妙神术也。

药用冲-5，加入黄水三药、瞿麦、五灵脂、漏芦花、三子等研细，八岁童子尿搅拌，制老鼠粪便大小丸剂，根据病势令服5、7或9粒，对痛风、风湿、足腿巴木、痨病聚合症有特效。

又一方，药用冲-5，加六良药、黑云香、文冠木膏、黄水三药、硫黄制水银，细研，再加微剂麝香配味制丸，根据病势令服5或7粒，是益于痛风、风湿、足腿巴木、黄水病的他人所没有的神方妙术也。

服上述之绍格·枣格·冲-5益也。又一方，药用棘豆020、酸模100、草乌100、三子各200、苦参300、麝香003、黑云香070等按量配伍的外敷君药扎冲·温布，对痛风、风湿、足腿巴木、黄水症、头疮等所有粘热并发症赞为佳方也。

又一方,药用土木香、藜芦、诃子、光明盐、荜茇、红花、铁线莲、莔麻子配伍成泻药施用则必治也。

或用冲-5加六良药、方海、黑斑蝥、孔雀羽翎、龟肉、文冠木、黄水三药、狼毒、藜芦、巴豆、紫河车、牛黄、黑云香等配制方剂扎冲-25,治阿达、萨病、白喉、炭疽、痛风、风湿、巴木、麻风、黄水病等犹如瀑布直泄也。

粘热消,则取痛风脉窍近处针刺放血。疼痛甚则,拔罐引出其坏血。另外还要用五根甘露药浴施治。若仍不见效,施脉泻。

足大趾、肘甚刺痛,并出现不均匀发红发热者,药用苦参、诃子、五灵脂等,用黄花母牛粪搅拌,涂敷病痛部位,亦可消。这是迅速医治痛风病之深奥妙法也。

四肢关节痛风、风湿,均用那木扎格·色乐巴等脉泻药剂泻而消之。

之后,服水银(制)、森登-5或森登-6油剂等令服最益也。

第六十四章 风湿病的治法

对风湿病，首先药用三子、苦参、文冠木汤剂与开水交替令服无误矣。其后，对热势过盛者药用驴血050，六良药（肉豆蔻003，丁香、白豆蔻、草果、竺黄、红花各007），三子各007，黄水三药各012，莲座虎耳草007，两种格萨尔008，白紫檀香、牛黄、漏芦花各007，苦参010，秦皮008，文冠木050，瞿麦010，杜仲007等配制的泵拉嘎–25，令服为宜。此方可完全清除痛风、风湿热症。

令服鲁图德–18为益。

热势被消减，药用别冲–15、别冲–19和乌力楚·仁钦制剂[1]，选其最适方令服。或漏芦花、草果、驴血等研细，开水送服，则为消除热性风湿之英雄方也。

寒势过盛则，令服上述汤剂之后，别冲–15或别冲–19方再加热制水银、玉竹、黄精、天冬、紫茉莉、蒺藜制成丸剂令服。

未消热寒脉泻之后，用自然热水或五味甘露药浴施治。再配制文冠木油剂令服为上也。依此可解风湿之苦，得安康之乐。

注解

①乌力楚·仁钦制剂：即十八味水银制剂，由水银（制）、草乌（制）、文冠木浸膏、诃子、硫黄（制）、竺黄、安息香、红花、丁香、白云香、豆蔻、肉豆蔻、草果、木香、决明子、茼麻子、菖蒲、麝香等十八味组成，其蒙古名称为孟根·乌苏–18。

第六十五章　黄水病的治法

偏热黄水病，药用苦参、土木香、文冠木煎汤，加白云香、决明子、茼麻子、五灵脂、诃子、红花等配制令服。

硫黄制水银、文冠木膏、六良药、黑云香、黄水三药散剂与冲–5配伍制成丸剂，文冠木汤送服为佳。

偏寒黄水病，多药用文冠木为主，诃子、川楝子、栀子三味和黑云香、驴血、两种檀香、白云香、决明子、茼麻子、黑白苣胜、红花、石膏、牛黄、麝香、胡黄连、吉勒泽、黄柏、藏马兜铃、瞿麦、石韦、苦参、五灵脂等配制方剂森登–25，青稞酒送服为益。此方，痛风、风湿、黄水、寒性淋病、腰肾热症等均可驱也。

班禅·那如瓦的三味制剂：诃子100、草乌050、荜茇030，按方配制，用八岁童子尿制大小如小豆粒丸剂，每服3粒，则对黄水寒症、腰痛症、黄水性黏液泻、肢体残疾、头晕、无食欲、干呕、心赫依病、情志不安、白喉、痈疽、刺痛和阿达病等症赞为上方也。

以及令服五根油剂或酒剂等，须辨证施治。

潴于关节的黄水，用牛角拔出黄水或药用斑蝥（7条），狼毒大拇指许，三热草药、花椒各005，麝香微量，研细，加水浸泡，外敷黄水患处。其上贴温热湿皮，黄水引出后清洗，外涂黄油。

此医法是吸出关节黄水之妙术也。又一方，药用草乌015，匝格420，儿茶050，诃子、川楝子炭各150，钟乳石020，黄水三药各050，苦杏仁108，阳起石108，阴起石015等诸剂按方配伍的外敷君药"冲玛尔",粘热、黄水、僵直卷缩、痛风、风湿、足腿巴木、痞等症消除无遗。

药用黑树树脂800,蓖麻子200,苦杏仁200,石绿150,松香075,乳香075,轻粉、黄水三药各030等,放入石槽捣3000次,变绿松石色。将此剂敷上黄水疮伤特见效。

药用水银(制)040、硫黄014、斑蝥046、白硇砂046、藜芦060、贯众010、麝香002、黑云香002、刺柏叶010等配制用八岁童子尿搅拌令服。

此剂具有平息和消除黄水、麻风、痈疮、肾脉扩散、痛风、风湿、足腿巴木、亚玛、妇科病、陈旧或浊热之功效,需要时可用此剂。

甚秘水银方加减变通泻剂则犹如鱼腹中黄金也。

第六十六章　白脉病的治法

药用石决明、六良药、牛黄、两种檀香、沉香、犀角、麝香、木香、荜茇、肉桂、方海、三子、海金沙、冬葵果、黑白苣胜、地锦草等与糖配制的珍珠-25，对肾脉散乱、风湿、类风湿、热性水肿，尤其对白脉病疗效甚佳。

君药六良药（依次003、007、007、003、020、007）为主，木三君药沉香008，白、紫檀香各006；动物君药牛黄010、麝香003；水产骨质药珍珠母020、雪山犀牛白角010；果实三君药诃子014、川楝子004、栀子010；调味君药干姜007、荜茇007；水中药海金沙008、方海006、冬葵果080、两种苣胜①070、甘草008、木香004，诸药配制，犹如如意宝之散普拉-25，两个午时温开水送服对瘟疫、陈热、风湿、类风湿、麻风、肾病、星曜病、痛风、僵直卷缩、传经播散、感冒、黄水、热性水肿或误治陈浊热及其治而拔穷之疾均可清除也。药用槟榔、甘草、吉勒泽、冬青叶、宽苞棘豆等散剂与酒配制令服。

偏寒，则冲-5足剂量加木腰子与六良药配制令服也特好。

药用冲-5加甘草、地锦草、石决明、槟榔等配制丸剂，依病情服5、7或9粒，偏寒白脉病症治无遗。

并发赫依，用麝粪与酒煎药浴罨敷。

然后，艾灸、脉泻等视情施治。五味甘露浴和天然温泉等均适宜也。

注解

①两种苣胜：即白苣胜、黑苣胜，黑苣胜即黑种草子。

第六十七章　皮肤病的治法

皮肤病,药用水银(制)、硫黄(制)与青金石等量配制,白酒送服益也。

外敷药热特波·德吉德-25,热者与水、寒者与酥油配制外敷。还有黄水三药、豆蔻、毛茛、铁线莲等与油配制,涂身搓揉晒太阳。或用外敷药扎冲·文布。另外,自然热水或甘露药浴也适宜。黄柏、姜黄、黄连、枇杷叶、木香与白油配制外敷,有效也。

第六十八章　狐臭的治法

狐臭的治法：首先破其虫巢，桦树叶煎汤如奶酪黏稠时，加山莨菪子、泡囊草子、天仙子、信筒子、大蒜、阿魏、紫铆、天南星、普尔芒、乌头，诸药剂等量配制用面粉调和，在腋窝等发臭味部位日一次外敷，涂敷三日。之后用面碱和白芷水清洗干净。又一方，乌鸦白色粪便、地匣①、麝香、侧柏叶煅炭、丁香、红花、天然碱、缬草、冰片配伍，八岁童子尿搅拌成糊浆剂反复涂几日。如此治疗其有毒气味亦可消失。为防止复发，药用麝香、丁香、红花等放入铜管中，封好其口底，佩戴于腋下。铜锈与尿配制药浴也可。如此洗浴一年，狐臭无法侵入也。

还有洗、贴、擦、涂揉、精华药等五种方法。

其一，是指用人尿、动物尿清洗。

其二，用当归诛灭贴敷，用藁本泼洒贴敷，用莫道格丸贴剂等施治1~2日。

其三，用姜黄、麝香、石菖蒲三味制成干散剂擦拭。

其四，羊毛、白芷、缬草三味，用黄牛尿浸泡外敷，并令服陈旧灰菜羹汤。汗味反复散发者，用白芷水清洗，用含油大麦面粉擦拭。

其五，冰片、上等丁香、豆蔻、沉香等散剂与过滤沉淀好的檀香汤配制，反复多次敷则狐臭等风吹云散，眷属之狐臭味亦完全消失是其特点。还有肉豆蔻、白芷、缬草三味研细，与酥油配制敷于两腋。

尤其是发汗时搽敷，再用尿清洗，为清除狐臭之最好治疗方法。

注解

①地匝：锌。

第六十九章　口或身体臭味治法

口臭,口含白豆蔻。

身有异味,用面碱水反复洗浴,谓之棍都·桑布①的花儿连根带叶,用布包裹佩带或携带芬芳性药物不离身为好。

注解

①棍都·桑布:即藿香。

第七十章　脚臭的治法

治足腐烂臭味,药用白矾、豆粉,与母牛尿配制反复清洗。接着,青蒿、石龙芮、两种舒达格[①]、豆粉配伍制成糊剂,涂抹于布靴垫上,经常清洗、更换,可消除脚臭。

注解

①两种舒达格:即水菖蒲和石菖蒲。

第七十一章　痔疮的治法

痔疮,药用诃子、信筒子、铁线莲、山柰、止泻木子、辣椒[1]配伍的散剂,用未兑水酸奶送服,新旧痔疮均能治也。或者药用诃子、信筒子、止泻木子、辣椒、橡子等配制,酸奶送服。

血、协日偏盛,则药用音达拉-4加信筒子、辣椒令服,之后用当玛·乃卓格加熊胆令服则迅速起效,本人曾亲身经历见证也。

顽固性痔疮,令服乌力楚-14[2]、别冲、那木吉格·道格巴等为佳。

或者将鸽子粪、荜茇、赤瓟子、姜黄等,用母牛尿搅拌制成药锭,置入肛门。

人发、鼠皮或蛇皮、橡子等油制,烟熏鼻或肛门,也可治痔疮。

大肠头外露,敷油推入或磁石、铁屑散剂水中煮,温服。

变质而未干鸡蛋加大黄散搅拌外敷,可迅速起效。还有冲-5,用铁屑汤送服亦可。

注解
①辣椒:辣椒或小米椒。
②乌力楚-14:即十四味水银制剂,由水银(制)、硫黄(制)、草乌(制)、多叶棘豆、竺黄、红花、丁香、石菖蒲、阿魏、麝香、豆蔻、安息香、肉豆蔻、草果等十四味组成,其蒙古名称为孟根·乌苏-14。

第七十二章　内脏脓疡病的治法

　　内脏脓疡病，首先药用三子、苦参、瞿麦配伍汤剂令服，并取肺脉放血治疗。

　　内服药：长期服加味牛黄、红花、黑云香的冲–5。或均味制剂猛烈·冲–5，加黄水三药、苦参、瞿麦、五灵脂、三子和漏芦花等细研，以八岁童子尿调制，制如鼠粪大小丸剂，视病情令服5粒、7粒或9粒。是治疗风湿、类风湿、巴木病和内脏脓疡病等聚集病种之甘露也。

　　外涂药：姜黄、菖蒲、白屈菜、草乌、黄花黄芩等与黑冰片配伍外敷为宜。

　　若成脓肿，按治创伤的方法医治。

　　更多详细内容请参阅相关医学家的书籍。

第七十三章　疝气的治法

　　疝气,药用冬葵果、花椒、小茴香、盐、蒺藜等与面粉混合成温热面熏浴数次,用油毡子或温热石热罨敷。

　　粘性肿胀,药用冲-5加白豆蔻、三子配伍丸剂,蒺藜汤送服。预后,用自然温泉等治疗为宜也。

第七十四章　足腿巴木病的治法

足腿巴木病, 药用三子、苦参、杜仲、龙骨、地丁、手参煎汤, 日三次温服。又一方, 药用栀子、文冠木、黄柏、两种利得日[①]煎汤, 白天和午夜连续三昼夜温服。

或药用栀子、三子、白花龙胆花、文冠木、鹿角、杜仲、手参、红石花、地丁、五灵脂、龙骨、黑云香等配伍成汤剂, 服数次。

黑巴木病, 冲-5加手参、牛黄、红花各010, 苦参040, 五灵脂、千里光、角茴香各010, 达曼剂[②]030, 白屈菜012, 方海、全蝎各020, 棘豆014, 黑云香015等十七味制剂令服或冲-5加牛黄令服。

白、花巴木病, 药用草乌、诃子各040, 木香010, 菖蒲060, 麝香003, 六良药(竺黄010, 红花012, 丁香012, 肉豆蔻007, 白豆蔻008, 草果016), 三种 "最" 依次020、010、010, 银朱030, 红花033, 熊胆004, 水绵015, 刺柏叶009, 黄水三药依次为023、020、018, 褐紫乌头050, 香青兰022, 文冠木009, 热制水银065, 白硇砂005等二十七味制剂, 使药效完全起效服三次, 就像雷劈 "粘" 山一劈到底。

或冲-5, 加红花、牛黄、黑云香配制, 服数次, 其后用方量充足的别冲-15加党参、白屈菜、花紫堇、棘豆等以松香汤搅拌制成丸剂, 令服5粒、7粒或9粒至除病根。

草乌、诃子、木香、菖蒲、麝香为君药五鹏; 酸模、狼毒、藜芦、巴豆、腊肠果为后药五鹏; 方海、紫草茸、黑冰片、阿魏、熊胆等则臣药五鹏; 牛黄、两种檀香、红花、白硇砂等为仆药五鹏; 水银

（制）、硫黄、紫河车、肉豆蔻、黑云香等为军药五鹏。如此配伍的冲陈–25丸剂，是白喉病、炭疽、风湿、巴木、黄水等诸病的根除无量妙法。乌力楚·仁钦制剂或鲁图德–18、泵拉嘎–25、别冲等，按医学要求诊其症用其方。

胸肺胀，阿嘎日–15[③]、高吉拉–7等对症也。

吉日嘎尔–6制剂：黄柏、荜茇、槟榔、肉桂、胡椒、狼胆等配伍调成。肠道陈病禁忌酒和肉。

足腿巴木病，加诃子、草乌叶、麦冬，用马奶送服。

此剂对肾病亦有效。

马奶本身也非常适宜此类病症，然而必须食饮多日。

外敷药：酸模、面碱、紫草茸、山矾叶等研细，若未有萝卜汁，用患者本人尿或母牛尿搅拌，外敷于其肿胀部位，厚如牛皮般。

热甚，则在上述药物加五灵脂、白屈菜、棘豆。若仍未消，用草乌、黄芩、黑冰片等外敷。

又一方，药用刺柏叶与3份羊粪配制散剂，用患者本人尿搅拌，按上述方法外敷。

热极，则药用栀子、文冠木、黄柏、两种苦参汤，连续三日两个午时令服，治无误。

当血份略减时，冲–5加红花、木香、牛黄、黑白全蝎，用八岁童子尿调制丸剂，以5粒、7粒或9粒，使药力明显起效，令服2~3次。

已镇粘热，将未变质的萝卜洗净并捣碎放入布袋，挤压出汁加入并头黄芩、白硇砂、棘豆、禹粮土、独行菜、楚如格巴、芫荽子等，研细，放置一宿，第二天早晨取其精华倒入红瓷容器里，用红丝绸封口。起初以半个鸡蛋剂量令服。接着加量，天黑时再加上述镇粘方剂令服。并注意暖身，不得受冷着凉。

如果,胃肠之下不适,则用热砖热罨。

此秘方的功效为平呼吸,消减白天睡眠,增加晚间睡眠,使体素变清增多体内水量或红斑色消,脉搏变平缓。

对各种病因并发粘症,没有比此更好的药物也。

所以,此亦是治疗此病的秘法也。

排除了毒症,机体对此白药则会出现反应,呕吐、胃不能消化而导致视力减弱,这是病症被除之征兆。这时,要停止服药。

药用香青兰300、党参200、沙芥020、红花020、面碱100,足剂量配制,倒入萝卜汤汁煮沸,年迈者热服,青年则温服,对邪水引起的足腿巴木病特有效,对此本人曾目睹也。

药用党参(白)、香青兰、野葶苈各010,大青盐030,火硝010,尼泊尔红花030,足剂量配制,调入萝卜汁令服则特别起效。

浮肿未消者,在用上述外敷药外,再加黄芩、草乌、菖蒲、棘豆、白屈菜等配制,外敷直至消肿为止。

口服药为别冲珍宝剂和色布如-5等,用萝卜汤汁送服。前后都令服白萝卜汁。

萝卜散为基础,酸模020,藏碱020,紫草茸、山矾叶、党参各010,白云香等配制散剂,童子尿搅拌,结合病情,外敷7~9次。

多数外敷药,用火或太阳加温。

病症重又顽固者,萝卜散里再加上述方剂,用锅煮后反复熏蒸,亦为妙诀特点也。

若想知晓此中甚密经验,请参阅宇妥巴转世桑布·卓吉之口授之术闻名于世的主要医学材料。

肿,则药用萝卜、大蒜等量配制,浸泡出的汁反复洗浴,可立刻消肿。

曾听说,将野荨苈的根和叶,在肿胀部位外敷二三日很有效。

肿消后发痒长许多小痘,出现筋痉挛症状时,药用狐肺、小白蒿、刺柏叶、水柏枝、麻黄等配伍,制成五味甘露药浴疗治。

预后,马和狗的枯髓骨煅烧炭,黄水三药,五灵脂,黄柏,文冠木等研细与陈旧猪脂肪配制外敷施治。或与陈酥油混合搅拌散发外敷。大肠俞腧穴等穴位如果需针刺放血,一定要谨慎施治。但是不得施剧烈疗法,所以必须慎行。

注解

①两种利得日:即苦参、黄芪二味。

②达曼剂:即吉勒泽、党参二味。

③阿嘎日-15:即十五味沉香制剂,由沉香、广枣、竺黄、北沙参、红花、白檀香、木香、肉豆蔻、土木香、苦参、珍珠杆、山柰、诃子、川楝子、栀子等十五味组成。

第七十五章　小儿疾病的治法

小儿发热，内服伦布-3①制剂为宜。

或此剂再加金色诃子、白糖配制，肺热则用葡萄汤剂送服，皮肤发黄则用栀子汤送服。

热泻则药用三凉药、金色诃子、麝香，再加少量熊胆配制，在中午和午夜令服。

寒偏盛，德吉德·冲哇加冬青叶配制令服，可清食不化而胀或尿闭等症。或加味红花的色布如-5亦可。

肺伤寒，药用三凉药，拳参、沙参等配制令服。

小儿药物，哺乳期婴儿一般对母亲给药治疗；已吃食并哺乳，则对母亲和小儿均需医治；断奶后，只给小儿施治。这就是妙法之术也。

注解

①伦布-3：即三臣制剂，由牛黄、天竺黄、红花三味组成。

第七十六章　妇科病的治法

妇女瘀血症,药用沙棘、木香、火硝、山柰、肉桂、制硼砂诸药等量配伍,再加与上述药物的总剂量相等方玛子,开水送服疗效好。若聚集成痞,加贝齿炭。

或用大黄、藏青果、芒硝、赤瓟子、沙棘、蛇肉等配制令服。

又一方,药用西吉德·嘎日布-6加白硇砂、蛇肉、沙棘也可。

血痞陈旧之后,盐炭制剂按医学典籍配制令服。加沙棘、蛇肉、白硇砂、芒硝,可消除妇科病。沙棘、木香、火硝、山柰、碱面、大黄等入药的西木兴-6对赫依热性妇科病侵入肝肾、腰胯两侧坠痛和腰椎疼痛、腹腰之间后面不适、分心烦躁等症,还没有比这更佳的药剂也。吉召木道日吉也特好。腹泻下法、脉泻下法、针刺和艾灸等按医学辨证施治。

施治:取朝东方鼠洞土,喷洒白酒,放入锅内炒热,视病情罨敷于疼痛部位。其功效为促熟新病成型,收敛扩散,清除宿热,诱发隐伏,灭盛热并且息寒热症和风湿、类风湿、血痞等妇女血潮症,妇女产后热或粘虫,脉、尿闭等症。

患瘟疫妇女产后热,令服清腑热之古日古木-7[①]或《医典》方剂曲色仁·得尔莫-9。

或令服《后续医典》方剂毕勒巴-17。此药对妇女各种病症均有疗效。

赤瓟子,五月初五、六月初六、七月初七采集,阴干,研细,蜂蜜搅拌, 制鹿粪般大小丸剂, 开水送服, 对妇女因某种原因胎位移动、脐下疼痛等症有效。

闭经, 则用当归汤送服。产前或产后具有盆腔疼痛、山川不宁、寒热相搏、身体发颤等症状的疟疾病症, 煮小米温汤送服。

产后神志不清、神经错乱, 用婴儿尿送服, 则能均衡其血、赫依。

不能生育或死胎滞留、胎衣滞留、小腹胀满等症, 把盐炒热溶于水送服, 对症治疗效果很好。

因受风着凉等原因失赫依而牙关紧闭、身偏痛、不能说话, 则用婴儿尿、白酒等量配制送服, 可消除病症。

产后气喘急促、多咳或记忆障碍、体力衰弱、垂涎不收、小腹胀满、胸肺不宁诸症, 白酒送服。

产后眼睛剧痛, 心悸, 厌食, 出疮疹发痒, 寒热翻转, 手脚不舒服、伸屈吃力等, 小麦汤送服。

产后眼翻、口干、生气、胡言乱语, 则肉汤、白酒或童子尿送服。

还有, 产后面部嘴唇出现产后斑或腮红, 手脚心发热, 关节淤积恶血, 出冷汗, 则用白酒或童子尿送服。

产后未足月出现腿脚无力, 晚间睡觉盗汗, 月经不时来潮等症状, 是不好的症状, 应请医术好且有经验的医师诊治。

产后尿闭、口发酸, 则用肉汤送服。

产后腹泻, 则用侧柏子汤送服。

产后持续红白带下成腐败黏液, 则用小白蒿汤送服。

产后鼻孔出血, 口干舌燥, 舌苔变黑, 则用白酒或童子尿送服。

乳房肿胀, 则用水混调外敷, 或用其鲜湿叶子捣细后罨敷。

有过生育，后忽然不能生育则用黄酒送服一个月，准能恢复生育。

或胎生金丹、活络丹等按小册子（说明书）所述用药亦可。

藏青果050，土木香020，木香、五灵脂、山柰各030，益母草080，赤爬子050，鹿角020，硼砂010，小白蒿020，刺柏叶030，牛黄003，丁香010，红花030，朱砂005，冬虫夏草010，熊胆001，沙棘050等足剂量配制，用蜂蜜调拌制丸，以水或酒最适宜引子送服，一般妇科疾病，尤其对产后生热、赫依、血上发，身体发沉出汗，浮肿，谵语，寒热相搏，头或四肢关节、腰胯疼痛等症均有疗效。

乳房肿胀则外敷。

胎衣不下，则用远志汤送服。若发烧，用大米汁送服。并发赫依用羊蹄汤。身体发黄，则以山柰汤，分别送服。尤其经血不止，唯此药最佳。

药用大黄030、红花020、斑蝥003、血竭010等配伍散剂，白酒送服，能通经。经血过多，则药用紫草茸、草乌花、熊胆、鸡冠花配制令服，可也。药用地锦草、吉勒泽（西藏龙胆）、熊胆、瞿麦、紫草制剂，凉开水送服，可止鼻出血或子宫出血、脉断出血，即使势如决堤之水亦能也。

又一方，药用紫草茸、茜草、紫草、瞿麦、黄柏、栀子、熊胆等配制令服。《肾病的治法》时所述萨丽·吉尔顺-8，亦对上述疾病有效，此，本人曾目睹也。

无火炭（马勃或黑霉菌）与胆类配制令服，可止血，涂于创口能愈合脉口。若用水调制，则可治烧伤。与麝香配制外敷可治蛇毒。

不论男女老少，舌肿、咽喉化脓，均可内服汤钦-25。

注解

①清腑热之古日古木-7：即七味腑热红花制剂，由红花、天竺黄、牛黄、止泻木子、麦冬、拳参、川木通等七味组成。

第七十七章　难产

难产，则药用羚羊角、鹿角、藏羚角等与女性囟门顶发、男性阴毛煅灰配制研细，白酒送服。

胎儿或胎衣滞留，令服兔粪汤汁定能下。

死胎不下，药用相思豆、白硇砂、羚羊角、藏羚角（烧存性）等研细，与酒配制令服。或药用藜芦、楼斗菜、复齿鼯鼠、羚羊角等与红糖、白酒配制令服。

药用白硇砂、天然碱、方海、兔粪（未煅）、冬葵果配制令服，可下人和马胎衣。

或者，药用西吉德-6加兔粪令服，能立刻下矣。

鼯鼠骨、羚羊角、赤爮子等配伍煮沸，加白硇砂令服，催产特有效。

或佩戴乌头、黑云香、石菖蒲、麝香、黑色硫黄、阿魏、雄黄、雌黄、白大蒜、鼬鼠肉、种公山羊角（烧存性）、芥子、蛇皮、竹茹等佛药。

第七十八章 绝育

绝育，当月经来潮时用花椒水开脉口后令服相应的药物。药用紫草茸、姜黄、香墨等各010，马血050，麝香010配制令服三年不育。

或上方再加红嘴山鸦血，犏牛、骒马未变质的脊髓090，空腹令服三次，可绝育。若详究，请参阅《满·阿格·德日布莫》一书。

第七十九章　阿达病的治法

宝迪那尔·阿达,药用紫色悬钩木、缬草、菖蒲、阿魏、蛇皮、孔雀翎、豆壳、蛇粪,诸药等量配制,焚烟熏疗,可除阿达病。

药用黄花乌头,草乌芽,黑云香,黑色硫黄,商陆,狗、猪和狼的粪便,白大蒜,山羊脂,马、驴、牛等动物炮制蹄,牛的角,种山羊、种绵羊的腥臊,独活根,阿魏,鱼头,旧瓦,宽苞棘豆,漏芦花,雄黄,问荆,雌黄,麝香,芥子,香泽,制水银,杜尔兹,诸药配制熏鼻,可预防传染病,可扼杀或驱散阿达。在上述药物上,可略加一点能找到的毒性药类或治阿达类与上述甘露方配制,制如刺柏子大小丸剂,一粒一粒令服,可护脉口,抑制白喉、炭疽等粘症。

以此方药剂熏疗,亦可除阿达,治刺痛,且对治疗发疯晕倒等症有效也。

还有,上述药物与猪油或陈酥油配制外敷则对治疗肉疾病根、白癜风、肌肉麻痹腐蚀、脉络刺痛、抽搐、分阶段局部刺痛、胀满或黄水入皮肉而发冷发热等症和毛眉脱落等有疗效。

还有,纳格布·古图布制剂:诃子、牛黄、草乌、麝香、阿魏、黑色硫黄、黑云香、菖蒲、香墨,诸药等量配制,视情外敷或熏疗。

第八十章　麻痹或萨病的治法

麻痹阿达之患易传染医护人员，故需防护或隔离。但要执同情之心而不可弃医。

不论哪种萨病，首先药用缬草拇指骨节大小，甘草、白花龙胆花等量配制，白酒送服，阻止扩散，治之无遗毒。之后其所出现的症状施古里穆疗法等，请参阅达日木·曼然巴的《曼·阿格·嘎日吉玛》[1]一书。

外敷药：三热药制剂或草乌、花椒、泡囊草子、黑云香、小茴香各010散剂，与酒、油配制成寒热均衡方剂，全身外敷。

口服：冰片、六良药、牛黄、两种檀香、菊花、三种格萨尔[2]、紫草茸、木通、瞿麦、三子、决明子、文冠木、石斛、黑白苣胜等与白糖配伍制成嘎布日-25，对治疗增盛热、热黄水、萨病，尤其对萨病疗效好，本人曾目睹也。

药用热制水银060，硫黄040，黄花榜那格050，阿魏016，菖蒲050，黑云香046，六良药依次003、005、005、001、003、002，棘豆010，麝香003等，诸药以尿或净水泛丸如鼠粪大小，保护预防则取3粒空腹令服，病则视体力和年龄等适量令服。

对阿达、流行传播为灾的瘟疫、癌症、天花等所有粘热症有效。对毒症，好矣。对一般疾病如金刚钻石，而且亦是镇热带目黄症之锤也。尤其是对麻痹症疗效更好。

镇萨病毒的吉召木道日吉、黄花榜那格、白硇砂、缬草、红花、石韦、刺柏叶、萨病三毒之花、黑冰片（煅透）、经血等，用尿搅调制如豆粒大小丸剂，早晚各3粒温开水送服，可治所有萨病症。还有中药苏合丸也有效也。

药用黑白云香、宽苞棘豆、炉甘石、黑苣胜、水银（制）、木香、两种道日吉③，诸药配制散剂或丸剂，服药。

这是大师亚桑瓦之医术也。

噬性萨病的祛除方法：这是称为嘎日迪嘎之虫邪，贪噬不止而生病，故使患者饥饿三天后再医治。然而患者前摆放面食、酥油、熟肉等香气扑鼻的食物。

该病虫无形，该病虫的医治，当食物香气散尽时，将病人移到专用处置室，药用三热药、白硇砂、紫硇砂、光明盐等，用种公山羊尿调配外敷鼻孔等九窍。接着烧黑云香、白大蒜等熏鼻。逐渐增加食物量。病虫被除的症状为：患者身体复原、心神舒，无暴食之欲，可长寿矣。这是巴德玛·嘎拉之护性命之秘法也。

注解

①《曼·阿格·嘎日吉玛》：即《临床经验汇总》。

②三种格萨尔：即木棉花蕊、木棉花瓣和木棉花帽。

③两种道日吉：决明子（塔尔嘎·道日吉）、党参（鲁图德·道日吉）。

第八十一章　麻风病的治法

确诊为麻风病, 若阿达证盛, 则药用黑斑蝥5或7条, 红斑蝥11条, 阿魏少许, 黑狗、黑猫、黑猪粪便, 孔雀、秃鹫、刺猬肉, 乌头, 白硇砂, 麝香, 硫黄, 棘豆子, 雄黄, 木香, 荜茇等各1药勺, 去毒藜芦手指节大小, 狼毒与藜芦等量, 上述诸药, 用成年人尿制丸, 服药, 泻其病, 本人曾看过矣。先服药和预后之施, 请教他人。

以前讲的扎冲-25等也适宜此症。接着长期令服足剂量冲-5。不易安消、顽固者, 去掉两种肉令服。若无上述药剂, 令服珍宝剂。

药用水银 (制)、硫黄、六良药、文冠木膏、黄水三药、黑云香等各010, 加入冲-5配制令服, 为治各种麻风病的对治药。

尤其用水银 (制) 010、沙棘005等, 攻破此症, 药用青金石050, 金炭、黑木、檀香、诃子、两种云香各010, 麝香003, 茼麻子、决明子、六良药、白檀香、象胆、日陈各010, 诸药加在足剂量冲-5上配制, 用八岁童子尿制丸。其口服方法: 初一到初十, 午夜或凌晨每服一粒; 初十到二十, 每服二粒; 二十到三十, 每服三粒, 不间断提前令服。如此连续令服一年。如果仍未见效者, 减掉2份诃子, 按年、按季连续令服, 则治十八种麻风病。此妙诀比黄金、珠宝还要珍贵也。

药用金色诃子100, 牛黄050, 龙骨030, 荜茇020, 草乌100, 决明子020, 龟板010, 野猪獠牙050 (后两种浸泡于八岁童子尿中1天), 川楝子、栀子、苦参、黄柏、木香、文冠木膏各030, 旧绿松石010, 麝香002, 黑白芝麻010等配伍制成的查格得日丸, 可除黄水、黑白鼻疽、痛风、风湿、巴木病、白喉、炭疽、麻风、瘰疬。

还有，莫吉·库日劳、达·诺德·诺日冲等制剂，根据发病部位，令服其最适者。

第八十二章　创伤的治法

创伤，药用马牙、白云香散剂外敷，或外敷三七膏也有效。

又一方，药用红花、石膏、熊胆、硼砂、碱花、百合、石脂、银朱、棘豆散剂，是治创伤上佳药剂。

治创伤热的总药：冰片、牛黄、麝香、诃子、木香、黑云香等配制方剂巴布–6，两个午时温开水送服，则预防脓血或黄水淤积，并化其淤积。

手脚被器械具创伤，中药青竹叶煎汤令服。

头部创伤总药：石脂、磁石、银朱、木贼、炉甘石、寒水石、多拉德、龙骨、漏芦花、良栀子、花苜蓿、白硇砂、火硝、硼砂、熊胆等配制而成。

脑髓重伤，加冰片配制。头部创伤没有比这更好的妙诀也。

接骨制剂：寒水石、硼砂等量，加炉甘石、木贼、白头翁配制方剂尼达哈角则治骨折，愈合骨碎。

寒水石、朱砂、朱砂（花苜蓿）①、禹粮土等各3份，石脂2份，白头翁、石韦、炉甘石、代赭石各1份，研细成散令服，对颅骨骨折、其他骨折疗效俱佳。

此方剂两个午时温开水送服。服药后，偶尔感觉到怀里嗒嗒声响或也被陪护者发觉药物见效。未能复位的骨头，从伤口外露而出。无创伤骨折，则出现似地里长蘑菇般突起。

还有，从耳朵、眼睛、鼻孔等部位出也。

朱砂，也可用禹粮土代替。

说明此药之功效无穷也。石脂、代赭石、炉甘石、寒水石四味研细成散，红糖酒送服，是愈合骨创伤的妙诀之方也。

寒水石、朱砂、石脂、金矿石、银矿石各010，白头翁、木贼、石韦、自然铜各020，石决明、红花、熊胆、牛黄各005配制，白酒送服疗效好。

炉甘石013，石脂110，代赭石030，寒水石060，银朱060，金矿石、银矿石各010，两种"多佳"②各010，磁石010，龙骨010，木贼、石决明、海螺、红花、熊胆、百合各020，石膏、白头翁、独一味、地锦草、葶苈、花苜蓿、火硝、硼砂等配制方剂刚提格-26，白酒送服，则可医治创伤，对胸腔、胸脯和臀部创伤尤为有效。

诃子、红花、麝香、熊胆、黑白云香、甘草、吉勒泽、杜仲、文冠木、胡黄连、耧斗菜、棘豆、三七、旋覆花、木贼、石韦、麻黄、肖芒、白苣胜、酸模、龙骨、石脂、花苜蓿、银朱，诸药配制方剂扎德朱尔-25，是迅速治愈创伤、刀伤、骨折、脉骨断开等的验方之妙法也。

又一方，药用银、铜、石决明、海螺、石脂、花苜蓿、磁石、自然铜、琶格高③、钟乳石、黄丹、阴起石、银朱、金矿石、银矿石、硼砂、冰片、五灵脂、诃子、熊胆、红花、麝香、白云香、栀子、黑云香、甘草、杜仲、拳参、文冠木、黄连、丹参、吉勒泽、绢毛菊、耧斗菜、独一味、葶苈子、多叶棘豆、百合、返顾马先蒿、花苜蓿、旋覆花、木贼、地锦草、三七、金莲花、石韦、白苣胜、蓍草、小白蒿、三红药、荆芥、冬葵果、羽叶千里光、麻黄、龙骨、酸模、犀牛角、鹿茸等，与格如达拉④、白糖、红糖等配制，杜仲汤、温开水或醇酒等视体质而服，则对骨折、刀伤的治疗有益也。

寒水石6份，琶格高、紫草、石脂、代赭石、自然铜、炉甘石、阳起石、石决明、杜仲、木贼、花苜蓿、白头翁、朱砂等配制的石药制剂，则对于大小折断，均起奇效也。

有脏腑之患者，令服对治药。并发粘热类药，令服别冲等。有创伤或脉络宿疾者，适症加红花、熊胆令服为宜。对此，服理中丸、八厘散等中药，并且反复令服古日古木·朝格敦为宜。另外再加岩羊血则其功效更加锐也。

中药八厘散制剂：即血竭、舍尔德、石韦、乳香等各2两，土鳖虫070，大黄020，制硼砂200，去毒藜芦300等配制散剂。此剂对胸腔淤血等有效矣。

3药勺最好的纯藏碱，加沙棘1药勺配制，温开水送服，则对骑马被摔，坠入悬崖，被石头器械所伤，不能呼吸，血赫依性哮喘，恶血入腑，木布消瘦，痞块、积食、鬼毒、肉毒等症，均可治也。

尤其是治宫血凝结的上等药物。亦可谓之攻破百病独一份妙方也。

骑马被摔或坠入悬崖，失去意识者，令服熊胆单剂汤可救活。

注解

①（花苜蓿）：原文即有如此括号标注。

②两种"多佳"：即阳起石和阴起石。

③琶格高：即猪头石。

④格如达拉：或许是蜂蜜。原文如此注解。

第八十三章　毒症的治法

毒症诊断无误，则首先药用盐和杜仲细研，用尿或凉水送服。

入水或用凉水围转冲之，则能使毒不扩散，聚于胃中。

或用活牛血1药勺，如上与盐配制令服则能敛毒。

之后，用石韦、飞廉、刚开口的橐吾汤消治。

或药用娑罗子、黄柏子、金腰子、锦鸡儿子配伍消之。其后，乳香、凉剂之类视需对应体素药引子服。

这是治疗乌头毒症之概要也。

配毒，首先药用汤钦-25和黄柏、山刺玫内皮、返顾马先蒿、石花、猪血等配制散剂，可收敛其毒。令服数次收敛剂后，将马蔺子7粒细研浸泡于白酒挤汁令服数次，收敛消除一同做到矣。

又一方，以他药引之巴豆7粒，藏青果5粒，腊肠果、栀子各7粒，蓖麻籽5粒，研细，用藜芦汤制丸，以腹泻药令服，可清毒。

或马蔺子、脉泻等根据情况按时令服。详细了解这些，请参阅基础医学资料，最好服仁钦丸剂。

或野兽等动物体宝为主药，附加沙芥、山刺玫果、黄柏、小叶锦鸡儿、水柏枝、返顾马先蒿、猪血、活壮牛血、制硼砂、黄金、银、珍珠、珊瑚、青金石、绿松石、铜、铁屑、两种玻璃①、海蓝宝石、石花、五灵脂、诃子、六良药、白附子、黄芩、两种钩藤、大枫子、豆蔻、白紫两种檀香、熊胆、鱼胆、麝香、三种胎粪②、犀牛角、羚羊角、藏羚角、沉香、小茴香、草木犀、硕玄参、荠菜、白红黄三种草乌、葶苈子、棘豆、菖蒲、石韦、三七、旋覆花、漏芦花、甘松、木贼、苦苣苔、白花龙胆、北沙参煎煮，洗促成熟，制水银为主药或者硫黄炮制水银，以诃子的4倍配制，搅拌半日可成蓝色散剂。

此药，用石榴汤汁滤清沉淀3日，颜色变为天蓝色时，喷洒麝香水，制如老鼠粪便大小丸剂，干燥即可。这是消除珍宝毒之验方，详细内容请参阅《哲堆·棍斯勒·能坐德》。

其功效为：蛇毒等动物毒、草乌等非传染毒类、水毒、地毒、湿毒、珍宝毒、植物毒、露汁毒、光毒、配毒、肉毒、转化毒等顽固而久者或宝日陈热、浊热等服用其他药剂未见效之症，可用此药治也。是对治药中的特效妙方也。

药引子：胃功能不足用温开水，赫依偏盛则用黄酒送服。

或者令服泻毒剂，每次3~4粒并长期服用则可排除毒之病根。因而排毒后服就是生命之支柱也。

又一方，药用动物体宝、冬葵果、手参散剂或犀牛角四种结合寒热配制，加辅药令服为佳也。

此方系配毒总特效药中的上等药物。

还有，热过盛者，药用《医典》方剂古日古木–13、石韦、麦冬、白红两种豆蔻之类味多亦善，在两个午时用开水送服药效发挥得好矣。

又一方，《医典》方剂壮西凉剂，加川芎、石韦、苦苣苔、犀牛角等入药的色如–4，与日陈配制，如上之述法服，见效矣。

又一方，药用犀角、金色诃子、麝香、川芎、动物体宝配制令服，见特效矣。

又一方，药用犀角、门隅地区的川芎和金色诃子（剂量各为犀角的一半）、麝香等，结合病情配制令服，是消各种毒病症的上等甘露也。

寒象甚则,药用德吉德·钦莫散剂加炉甘石、犀牛角、沉香、川芎、石韦、水柏枝、酸模、黑冰片等配制,晚间和早晨多次令服。

肉毒症,则服姜黄单剂汤。或药用太阳花2份、姜黄1份细研,好酒或酸奶送服,治肉毒和肉疾。

又一方,药用金色诃子与干姜等量配制,碱花与上剂等量,红色川芎2份配制令服,则对肉毒和肉疾有效矣。

解毒上等秘药:五月份,太阳初升,采集并在阴凉处晒干的石韦100、诃子030、黄丹005,上述药物研细,用水搅拌制成63粒丸剂,每日早晨或中午或晚间7粒,用纯马奶送服,连服3日。

此剂对食物毒、配毒、药物毒等毒类解毒效果好,医者曾看过矣。

借此机会讲一讲:北方的地毒或湿毒引起的头沉、急促气喘、空呕、昏倒,服野牦牛或牦牛的干血各1勺,黄油煎煮大蒜外敷于口鼻疗效好。人和畜均可用酥油搅拌青稞面,焚烧至散发煳味儿施治,干草乌煎煮令服也可。

口服药:古日古木-7加肉豆蔻、丁香、沉香、木香等,以红糖为药引子,晚或晨令服。或加红花的色布如-5、加五根③的尼芙达乐制剂④也适宜。又一方,药用高良姜、石榴、冬葵果、芜菁子、海金沙各040,荜茇030,肉桂030,豆蔻010,诸药足剂量配制,对高原地区体素紊乱特好矣。

凉水邪所致水肿浮肿,则药用蒺藜、冬葵果、宽苞棘豆、塔黄、白硇砂、海金沙、方海、蜗牛、黄水三药、文冠木、玫瑰花、黄柏、三子、石榴,诸药配制,用文冠木汤送服疗效佳。

胃不良者,药用石榴和栀子(其剂量为石榴的三分之二量)配制令服为特佳。药用黄色鲁格如与熊胆、酥油配制,喝酒前服,则治饮酒引起的病症。饮酒不醉,先辈训诫也。

还有,先服花椒汤,则不得酒症也。

还有,酒症服三热药或紫硇砂与酒配制为宜。饮酒引起的头痛,小麦根部茎煎汤服半勺。

温吞旱獭胆,也治酒症。

据说馋酒者,取屋里挂的塔灰1小勺,兑入酒里令服,引发呕吐,头刺痛而出现过敏反应也。

又一方,药用吉灵甘露、驴肉、黑霉菌或母猪新鲜奶汁等,酒里兑入少许,喝醉时令服,以后见酒则恶心作呕而不能继续喝酒。

肉症,药用姜黄、碱花、诃子散剂,用沙芥、葶苈子汤送服。

热盛,令服音达拉-4汤剂或散剂。或药用金色诃子、葶苈子等细研,用沙芥汤送服则清除肉症也。

又一方,药用西吉德-6,再加草乌膏、沙芥、苦苣苔、葶苈子等等量配制令服则清除肉症、中肉毒、服药引起的头昏脑涨。

接触中毒重者,服山羊鲜血1碗,加1药勺白硇砂或外敷山羊油脂,铺山羊皮褥子。

口服药:麦冬005,关白附010,信筒子、胡黄连、花椒、高良姜各010,水银(制)020,红土010,天仙子010等,与红糖配制成丸剂,长期温开水送服或者服莫哲·库日劳制剂。黄水三药015,黑云香、三子、五灵脂、木香、石菖蒲、金色诃子、石韦、石榴各010,文冠木膏020,苦参012,棘豆、刺柏叶、瞿麦010,水银005,硫黄005,麝香003等研细,温开水送服,可清除痛风、风湿、粘虫、粘刺痛、白喉、炭疽、黄水病入各别部位,热伤感,热与黄水病合并所有病症。尤其对黑色黄水病之类是上等药剂。对漆树毒症尤为有效。

药用石膏、红花、熊胆、牛黄、银朱、麝香等与日陈配制，温开水送服，则清除接触毒，还没有比这更好的方剂，是无与伦比的达格布·勒赫哲大师独到之医法也。

或者苏梅-4、古日古木-13、乌力楚-14和别冲类也特好，若毒症不消而久则用脉泻下法或水浴疗法施治。

如果有可能服仁钦丸剂。

水银（制）100、盐100、白矾030、硼砂030、火硝050、朱砂030等足剂量配制散剂，与水银放入铁锅，扣盖白瓷器，盐水和泥涂抹密闭，不漏烟气则使药力更加增大。

匀火均烧，封泥干时，加大火力。所扣白瓷器上粘住的药物，亦是除病毒根之甘露也。

每服药，1药勺为5分为宜。

如药量多则成毒，所以注意控量。外敷于创伤，要与冰片配制。铁锅铲出的锅巴，对创伤也有疗效，此锅巴与胆矾配伍制成散剂或丸剂，外敷于创伤口，亦可消灭"食府肉虫"。

此剂可谓中药之王也。

治疗接触毒，水银（制）100、白矾080、火硝070、朱砂013，足剂量细研，将水银放入大方铁盘内，以其他药围水银不外露，扣盖白瓷器，盐水和泥涂抹密闭，煅烧三炷香时间。如此烧制的药物可分上、中、下三等。白瓷器上粘住的药用刀刮取的是较好药或上等药，铁盘所粘变黄色的是中等药，盘底被烧成白色者是下等药也。

将上述药物研细成散，与大枣肉和匀，制如四个芥子大小丸剂，视情早5粒、中3粒，用好茶做药引子送服。红茶为饮好矣。即使病气未消，也没有副作用。

又一治，茶水漱口，吐口涎，咬住一根竹子，将丝绸烧炭灰和黄柏皮调匀，外敷创伤。

盘底的白色药物，取相当于2粒胡椒粒剂量，研细，用白酒调敷肿胀周围。除羊肉，其他食物不必禁忌。食物与药物同时服用，既治病症又康复身体，是极奇神术也。但因此药毒性大而选乌力楚-14、别冲制剂之最适宜者10药勺令服，之后与轻粉020、黄粉020、猪肉050配制，按传统手法用菜籽油煎透，用水送服。

创伤等，外以胡黄连水清洗，敷上述灰剂。禁忌同房，戒绿蔬菜汤一年。按上述要求约束饮食起居则能远离接触毒症困扰。

药用儿茶、槟榔煅炭或胆矾、麝香等研细，唾液搅拌，用乌鸦羽翎外敷则迅速痊愈。

或药用冰片010、硼砂010、白硇砂005等足剂量配制散剂，与奶酪配制外敷。以上妙法勿宣扬，否则损其功效，故秘守之。

注解

①两种玻璃：即凸透镜和水晶。

②三种胎粪：即人、马、狗胎粪。

③五根：即玉竹、黄精、天冬、紫茉莉、蒺藜。

④尼英达乐制剂：即尼英吉乐日乐制剂，原文以"尼英吉乐古乐，不是不知，作诗需如此书写"注解。

第八十四章　狂犬病毒的治法

狂犬病毒，亦称沙萨·凤吉德的阿达病。

有毒则收敛并灭毒，药用红花、麝香、肉豆蔻、牛黄与红糖配制，用醇酒送服。这是平定狗或狼的狂犬病毒的上等方剂。

其毒甚顽固则其清除药物为：六良药、麦冬、黑云香、芥子、黄芩等配制令服。此剂，不论狂犬病毒多大，均可清除。

又一方，药用西红花、麝香、狼毒三种等量配制丸剂，用水送服则对狂犬病类动物毒症有效。

被狂犬咬者，立即以北紫堇1药勺，沉香3药勺，完整的步行虫2条，广枣、肉豆蔻各1粒，石膏、红花、丁香、白豆蔻、草果各1大药勺等，研细成散剂，分7份令服，是未发狂犬病症者之甘露。若已发狂犬病症，将其合并为一份，白酒送服可镇口毒和牙毒。

此剂未见效，出现狂犬病症或头顶长白黄毛，肯定是不解之毒侵体，所以须谨慎防预而泻下则无误也。

狂犬病传染，清除其病根，药用金色诃子3颗煎汤，根据患者年龄和病情兑入红斑蝥5、4或3，与1大药勺紫河车研细煎煮，凌晨送服，盖衣物泻毒之后，预后处置结合平时症状而治之。尿里显露全蝎、蛙等动物的形象觉难受，令服甘草汤亦可救治。这是巴浪迪①特别之宝方。

又一方，药用红斑蝥（带间翅）030，毒症特效药、甘草、荜茇（青稞粒大）、白硇砂、方海各010，荜茇、干姜、胡椒各001，水银

（制）、硫黄各003，巴豆7个，藜芦010，冬葵003，酸模010，朱砂003，狼毒030，石韦001，红花003，麝香001，刺柏叶001，红滑石010，硼砂005等，严格按用药传统剂量配制，用醇酒调制中等豌豆粒大小丸剂，结合病势和患者体质令服7或9粒。

服药后泻下物和呕吐物里显露狗的形象，是病症被除之证也。预后，药用诃子、黑云香、麝香、吉令甘露等配制，解毒药后令服几日，火灸黑白际为至上深奥妙法也。曾目睹，令服未除毒红斑蝥7只研细之下泻丸剂，病之毒同尿液共排也。

后期治疗，令服甘草汤则可除斑蝥毒。

狂犬病，若用药不见效则用黑斑蝥3只煎汤令服。还有服药时期，洗肠胃催泻、镇逆、排泄量和预后等，按《后续医典》示喻施治。

注解

①巴浪迪：人名。14世纪藏族医学家。

第八十五章　补阳

增强充满欲望的人类之性欲其补阳秘诀是：药用紫、黄两种蛤蚧[①]030，水獭肉010，树麻雀、鸽子、阿兰雀、麻雀头、海马各010，泡囊草、手参、天冬、寒水石等与红糖配伍。此方补精立效，一夜能与数妇行房事也。

注解

①紫、黄两种蛤蚧：即麻蜥、蛤蚧。

第八十六章 防老滋补

防老滋补，药用冬青叶1勺、玫瑰花半勺、草乌花其半剂量，再加两种檀香、六良药、牛黄、木棉花、三子、西藏石榴、肉桂、荜茇等作为基本药物。如增加眼力，再加入铁色蛇、木贼、小茴香、白石脂等配制。

赫依病，加金色诃子、木香、阿魏、广枣疗效好。

肺病则再加入葡萄干、甘草、北沙参配制。

协日甚，加木鳖子、上等地丁、麦冬花配制。

初期巴达干，略加高良姜、光明盐、万年灰散剂配制。

巴达干痞，再加柿子、土木香、沙棘、芫荽子、菊花配制。

如此加味，疗效甚好。

药引子：赫依、血、协日、巴达干等视其最宜，以红糖、白糖、蜂蜜作为药引子为佳。

配制方法：药物研细喷洒新挤的牛奶煎至无水程度，制如羊粪大小丸剂，请从下述药材采集要诀了解。

还有，盛开之时采集的杜鹃花，阴凉处晾干，不得腐烂，不得见烟气、火、阳光等，还不得让人和狗踩踏，保洁保质研细，三白药、三甜药等量配伍取汁调制如鹿粪大小丸剂，阴凉处晾干，放入绵羊头盖骨或珍宝器中，用黑云香熏蒸，且保持心情愉悦。

药丸不得他传，月初开始空腹内服1粒，逐渐加量。

坚持苦修，缩减食量则效果好矣。

还可以与其他食物兼用。

其功效为延年益寿, 防止生病, 乐享幸福, 增强机体和力气, 消除头发变白和皱纹等。可彻底清除赫依、协日、巴达干之病症, 且男女皆称心如意心想事成。其功效述之不尽, 详精勤修之。